DU TRAITEMENT

DE LA

FIÈVRE TYPHOÏDE

SURTOUT A LA CAMPAGNE

PAR

E. COMTE

Docteur en médecine

ANCIEN INTERNE DES HOPITAUX DE NIMES
OFFICIER D'ACADÉMIE

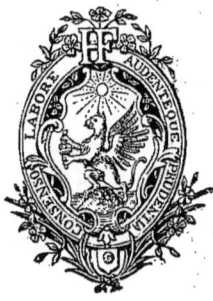

MONTPELLIER

IMPRIMERIE CENTRALE DU MIDI

(HAMELIN FRÈRES)

—

1894

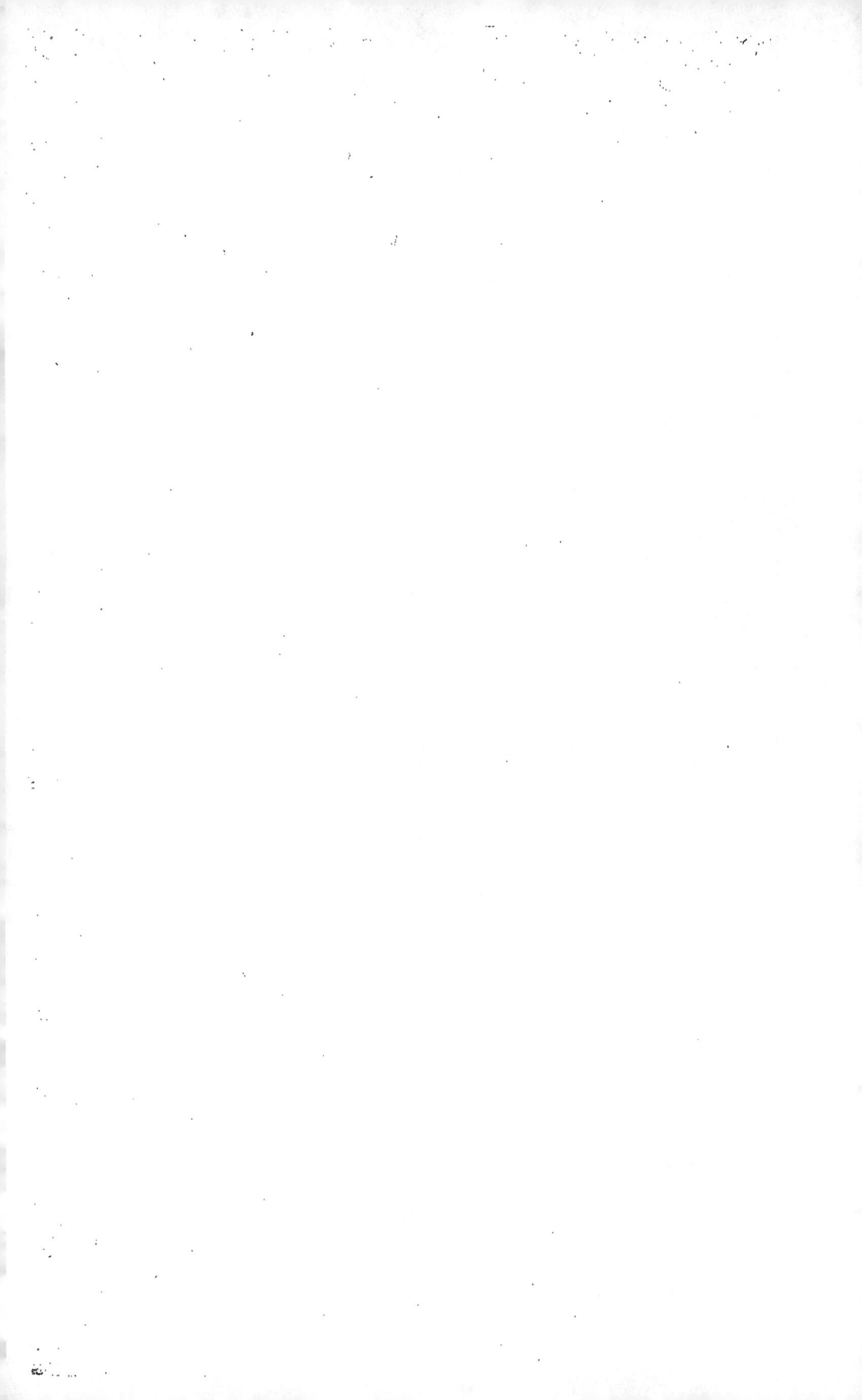

DU TRAITEMENT

DE LA

FIÈVRE TYPHOÏDE

SURTOUT A LA CAMPAGNE

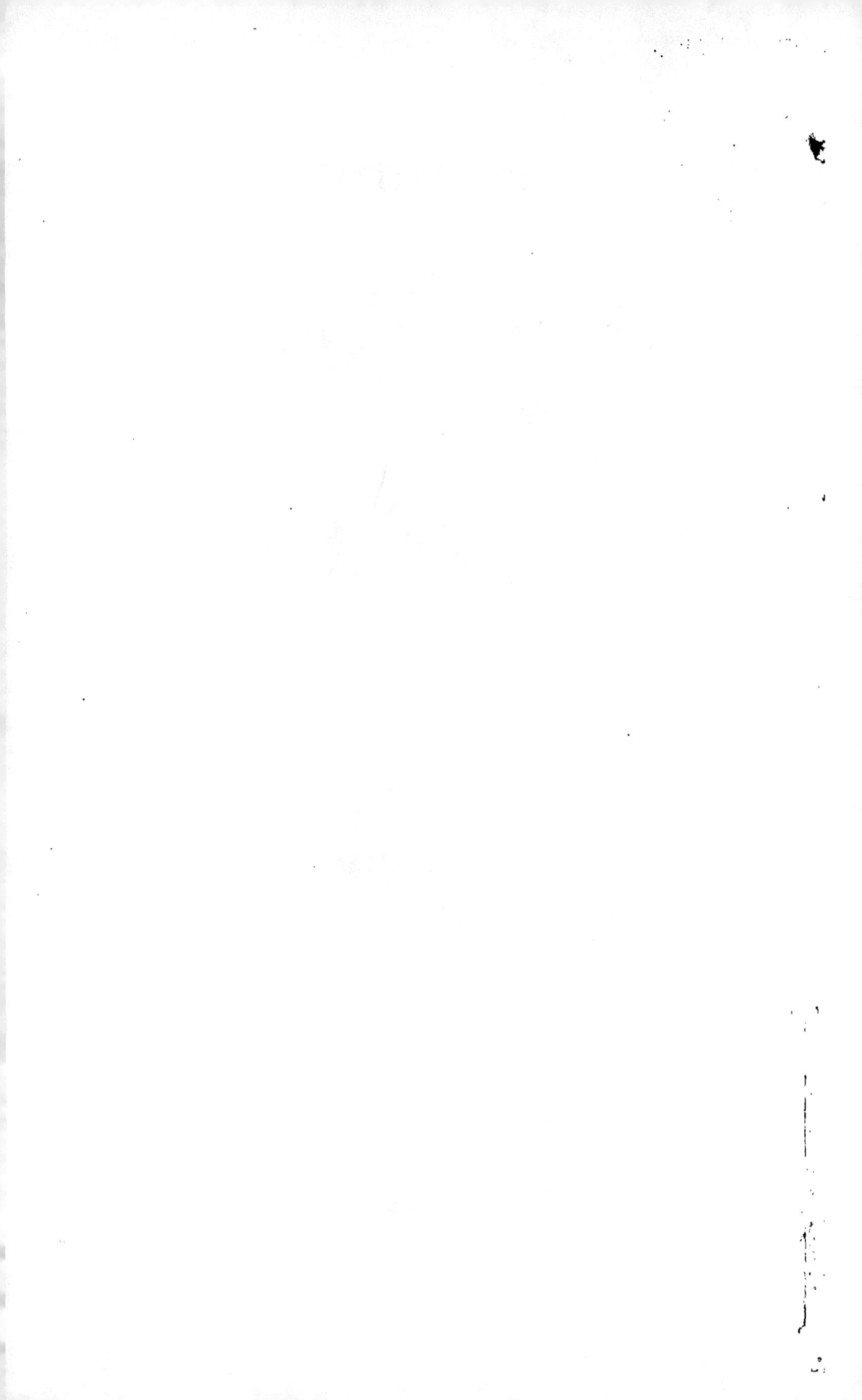

DU TRAITEMENT

DE LA

FIÈVRE TYPHOÏDE

SURTOUT A LA CAMPAGNE

PAR

E. COMTE

Docteur en médecine

ANCIEN INTERNE DES HOPITAUX DE NIMES
OFFICIER D'ACADÉMIE

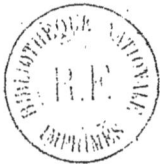

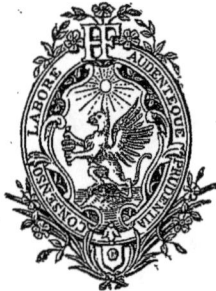

MONTPELLIER
IMPRIMERIE CENTRALE DU MIDI
(HAMELIN FRÈRES)

1894

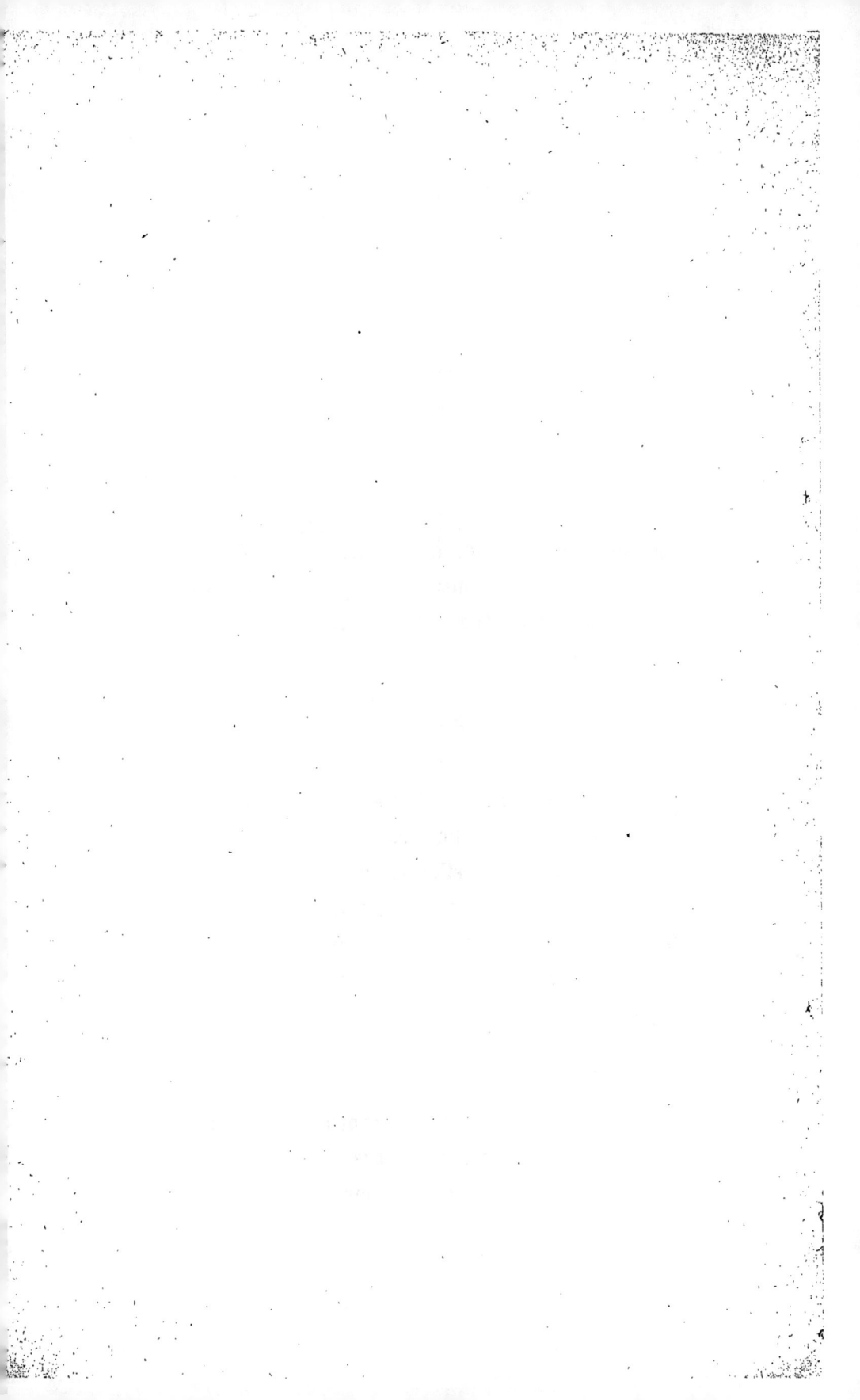

INTRODUCTION

———

Le nombre de thèses et de mémoires déjà écrits sur la fièvre typhoïde est si considérable que nous avions longtemps hésité à faire d'une étude de cette question le sujet de notre thèse inaugurale.

Mais il nous a semblé que la plupart de ces œuvres, puisant leurs observations dans un milieu à part, le milieu hospitalier, devaient forcément envisager la question à un point de vue scientifiquement vrai, mais un peu spécial, et qu'il y avait lieu de mettre en lumière certaines remarques intéressantes en portant la question sur un autre terrain.

Le médecin d'hôpital, en effet, est entouré de facilités considérables : procédés et instruments d'examen, personnel dressé à les mettre en œuvre, surveillance active des malades et de la thérapeutique employée, rien ne lui manque pour poser son diagnostic, prescrire et faire exécuter ses prescriptions.

Le médecin de campagne, au contraire, est seul, isolé, réduit à ses seules ressources. S'il veut prescrire, il est obligé de tenir compte d'une infinité de circonstances qui le gênent parfois et dont l'exécution est rendue en général difficile par l'insuffisance des aides dont il dispose.

Nous avons donc pensé qu'une thèse sur la fièvre typhoïde et son traitement, tel qu'on peut le pratiquer à la campagne, serait de quelque utilité et présenterait quelque intérêt par la nouveauté du point de vue auquel nous nous sommes placé.

On a fait déjà dans ce genre des études sur la fièvre ty-phoïde dans l'armée (1), et des travaux remarquables ont été produits dans ce sens. Ce n'est pas que nous espérions arri-ver à la précision des mémoires que nous visons, mais nous avons pensé que, si petit que soit le résultat que nous attein-drions, nous nous tiendrions pour content si nous avions pu apporter notre part à ce grand chapitre si important aussi bien au point de vue étiologique qu'au point de vue théra-peutique.

Nous ne ferons pas de statistique, n'ayant pas, par suite de notre situation, de documents suffisants : les malades observés étaient, en effet, disséminés, et les conclusions que nous poserions seraient, sinon hasardeuses, du moins erro-nées en principe.

Nous insisterons spécialement sur la thérapeutique ; c'est, du reste, le seul point de vue auquel nous puissions nous pla-cer, et encore ferons-nous la restriction que nous indiquons par notre titre, c'est-à-dire que nous examinerons comment on peut traiter un typhoïsant à la campagne, quels sont les moyens à employer, non pas les meilleurs en règle absolue, mais les plus applicables et ceux qui donnent les meilleurs résultats au praticien qui exerce loin d'un centre hospitalier

(1) Colin, *Recueil des mémoires de médecine militaire*, janvier 1882.

où toutes les facilités, au contraire, sont dans les mains du médecin.

Notre travail ne laissera pas de côté cependant certains aperçus plus généraux, qui traiteront de quelques particularités spéciales au milieu dans lequel nous avons observé ; c'est pour cette raison que nous consacrerons quelques pages à l'étiologie de la maladie qui nous occupe, nous en traiterons au début afin de nous en débarrasser et d'arriver plus rapidement à la thérapeutique, partie la plus importante à notre point de vue.

C'est le fruit de dix-sept années de pratique médicale, et des réflexions inspirées par les malades très variés, traités par nous, que nous soumettons aujourd'hui à nos juges.

Nous réclamerons leur indulgence pour ce travail modeste et sans prétention scientifique élevée. Nous avons espéré que le tableau de ce qui se passe *réellement* à *la campagne* aurait une certaine utilité, surtout pour nos jeunes confrères appelés à y exercer ; heureux si les quelques moments arrachés à la clientèle, et que nous avons consacré à la rédaction de cette thèse, servent à les mettre en garde contre les difficultés avec lesquelles nous nous sommes trouvé nous-même aux prises, et si les remarques faites par nous sont de quelque utilité pour leurs malades.

Nous manquerions à tous nos devoirs si, avant de quitter cette école de Montpellier dans laquelle nous avons trouvé tant de sympathie, nous ne remercions pas tous les maîtres qui n'ont pas oublié que nous en étions déjà l'élève, et dont la bienveillance ne nous a jamais fait défaut.

Que M. le professeur Grasset, qui a bien voulu accepter la présidence de notre thèse, reçoive ici nos remerciements pour les conseils qu'il nous a donnés et qui nous ont soutenu dans sa rédaction.

Nous serions ingrat, si nous n'adressions pas ces mêmes remerciements aux professeurs Tédenat et Carrieu, dont la sympathie et les témoignages d'amitié ne nous ont jamais manqué.

Marguerittes, janvier 1894.

DU TRAITEMENT

DE LA

FIÈVRE TYPHOÏDE

SURTOUT A LA CAMPAGNE

ÉTIOLOGIE

Posons d'abord en principe, sans discussion, que l'agent de la fièvre typhoïde est pour nous microbien.

D'où vient-il? Comment pénètre-t-il? Quels sont les circonstances qui favorisent son entrée et sa pullulation dans l'organisme? Tout autant de questions que nous allons examiner, en nous plaçant toujours à notre point de vue spécial.

On a dit et prouvé surabondamment que l'agent (1), cause primordiale de la maladie, venait des selles d'individus ayant été atteints par la dothiénentérie, nous l'acceptons sans discussion.

---

(1) On remarquera que nous n'entrons ici dans aucune discussion, hors du sujet du reste, sur la spécificité des bacilles typhiques, bacillus coli commune, etc..., nous acceptons simplement un agent microbien.

Voyez à ce sujet: Bouchard, *Étiologie de la fièvre typhoïde*, Congrès de Genève, 1877.

Pages, *Étude clinique sur l'étiologie de la fièvre typhoïde*. Paris, 1878.

Charcot, Brissaud, Bouchard, *Traité de médecine*, art. FIÈVRE TYPHOÏDE.

Ces selles, dans les villes, sont récoltées par des égouts, ou, à leur défaut, par des fosses aussi étanches que possible, par des tinettes vidées périodiquement.

A la campagne rien de cela, l'égout collecteur est un luxe hygiénique de grande ville, les selles du malade de campagne sont répandues tout comme les autres sur le sol. Certes, c'est là une méthode d'épandage (1) qui donne de si beaux résul·tats lorsqu'elle est pratiquée avec soin et avec méthode ; mais ici, au contraire, que de causes vont faciliter le transport des germes que peuvent contenir ces selles !

La sécheresse et le vent, d'un côté, vont transporter ces matières dans tous les sens ; les pluies qui viendront après leur permettront la pénétration dans le sol : de là contamination de la nappe d'eau souterraine.

Sans vouloir la discuter nous pouvons invoquer déjà la théorie de Pettenkofer pour nous donner des raisons en faveur de la propagation de la maladie. Nous n'insistons pas, d'ailleurs, n'ayant pas eu d'épidémie réelle, et ne pouvant par conséquent ni vérifier, ni contrôler l'hypothèse de ce savant.

Mais ce n'est pas là la seule source de contamination de cette nappe d'eau souterraine ou du sol lui-même : les poulaillers, basses-cours, écuries, sont construits dans de déplorables conditions d'étanchéité ; les fuites, la pénétration des eaux de pluie dans le sol après leur pasage à travers le fumier de ces divers locaux, est des plus faciles et des plus communs.

Dans les cours de ferme, les puits à purin sont construits sans soin ; des auges, des bacs à immondices mal joints, sont autant de causes d'infection ajoutées à celles dont nous avons déjà parlé.

Toutes ces causes n'auraient pas grande importance cependant, si la boisson de nos habitants des campagnes n'était

(1) Voyez Becquerel, *Traité d'hygiène*, p. 453.

pas précisément l'eau de ces nappes souterraines dont nous venons de voir la contamination presque fatale.

Malheureusement encore ici nous répéterons ce que nous avons dit pour les égouts, c'est que la canalisation d'eau pure, prise aux sources, n'est pas réalisée dans nos campagnes.

Des puits peu profonds, dont les parois sont construites grossièrement, servent à fournir l'eau pour tous les usages domestiques.

Ils sont situés, la plupart du temps, dans les cours, au voisinage de l'écurie, à côté souvent des fosses à fumier et à purin.

Il nous souvient de deux faits que nous avons pu observer et dans lesquels la contamination dont nous venons de parler était évidemment en cause.

Il s'agissait, dans le premier cas, d'une famille dans laquelle le père et le frère d'une de nos malades, atteints de dothiénenterie au début, présentaient de l'inappétence, de la saburre de la langue, en un mot des symptômes d'embarras gastrique. Cherchant la raison de cet état, nous trouvâmes, auprès du puits auquel l'eau de la maison était prise, une cuve laissant échapper son contenu sur le sol. Nous fîmes défense de boire de cette eau, et les symptômes, chez les deux personnes dont nous avons parlé, disparurent très rapidement.

Le deuxième fait dont nous voulons parler a eu pour théâtre le village de Poulx, où l'on ne boit que de l'eau de citerne. A une certaine époque, que je ne saurais préciser, pendant plusieurs étés, l'eau des citernes venant à manquer, on fut obligé d'aller en chercher au Gardon, rivière qui coule à 5 kilomètres du village susnommé. Cette eau servait à la consommation de toute la semaine.

A cette époque il y eut, chaque année, des fièvres typhoïdes très graves.

Il y a quatre à cinq ans, on a construit, en cet endroit une immense citerne qui reçoit l'eau des pluies après passage dans une galerie de filtration ; depuis cette époque, on ne va plus chercher l'eau au Gardon et *il n'y a plus dans la commune un seul cas de dothiénentérie.*

Ces faits, qui nous paraissent très nets, indiquent bien l'influence de la pureté de l'eau de boisson et de la nécessité de surveiller cette partie de l'alimentation.

La question du transport des microbes typhoïdes par cette eau de boisson est, d'ailleurs, question jugée, et il serait oiseux de reproduire ce qui est déjà écrit et surabondamment prouvé.

Donc l'agent microbien trouve très facilement, chez nos habitants des campagnes, le chemin pour pénétrer dans leur organisme.

Le médecin trouve ici son rôle, car, s'il est destiné à soigner, il doit aussi chercher à prévenir la maladie.

Il usera de son influence pour engager les habitants à une observation plus exacte des règles de l'hygiène, il les mettra en garde contre les eaux susceptibles d'être souillées par les infiltrations telluriques.

S'il est possible, il leur recommandera l'usage d'eaux puisées à des sources dont l'origine profonde ne permet pas la souillure, et si les sources manquent, leur indiquera le moyen, bien simple et facile à mettre en œuvre à la campagne, de ne boire que l'eau bouillie et par conséquent stérilisée.

C'est ainsi qu'il arrivera à diminuer, sinon à réduire à néant, le nombre des cas de fièvres typhoïde, encore considérable dans nos campagnes.

Des causes diverses peuvent de plus favoriser l'éclosion de la maladie.

Nous ne parlerons pas de l'encombrement, nul dans les endroits où nous avons observé, de la mauvaise hygiène non plus, car, s'il est des gens favorisés à ce point de vue, ce sont nos gens de campagne, qui ont pour eux abondance des trois grands facteurs hygiéniques : air, chaleur et lumière (1).

Les circonstances qui peuvent fournir des conditions spéciales aux maladies microbiennes ne sont guère à noter. Dans notre région, à peine avons-nous pu constater un peu d'impaludisme dans une partie très restreinte et plus rapprochée des marais que le reste du pays, mais nous n'avons à ce point de vue aucun fait saillant qui nous permette d'émettre une opinion quelconque sur les rapports de la malaria avec la dothiénenterie.

Au contraire, nous avons observé très nettement un autre fait, déjà connu, et qui est absolument en concordance avec les idées modernes et anciennes sur la maladie dont nous traitons, nous voulons parler du surmenage.

En effet, le plus grand nombre de cas de fièvre typhoïde que nous ayons eu à soigner s'est présenté au changement de saison, en automne. Il ne faut pas incriminer la saison elle-même, mais bien l'époque au point de vue agricole. C'est qu'en effet à ce moment se terminent les grands travaux d'été, travaux pénibles, fatigants, qui mettent certainement l'individu dans un état de moindre résistance contre les agents microbiens qui en font un terrain plus propre à l'ensemencement des germes qui feront éclore la maladie.

Cette influence des grands travaux nous a toujours frappé durant notre pratique. En automne, ainsi qu'on le verra par les dates de nos observations, les cas ont été très nombreux, alors que dans le reste de l'année ils étaient disséminés et en petit nombre. Ce fait est d'ailleurs en rapport avec les statistiques. A Paris, d'après Besnier (2), sur 100 décès on en

---

(1) A Marguerittes seulement les rues sont étroites, sans excès cependant.
(2) Besnier, *Comptes rendus de la Société des hôpitaux*, 1865-1882.

compte 17 au printemps et 37 en automne. Chez nous, le maximum est aussi atteint en automne.

En résumé, nous pouvons dire que la fièvre typhoïde apparaît à la campagne, surtout par suite de l'impureté des eaux de boisson, aidée par le surmenage inévitable après les grands travaux de l'été; que le rôle du médecin est d'engager les habitants à faire usage ou d'eaux pures ou d'eau préalablement bouillie.

THÉRAPEUTIQUE

Nous entrons dans la partie la plus intéressante de notre sujet.

Soit que nous nous placions au point de vue scientifique pur, soit que nous considérions seulement la pratique courante, bien des questions se posent pour qui veut approfondir la thérapeutique d'une affection qui fait l'objet de tant de recherches depuis nombre d'années.

Dans cette maladie, les discussions portent surtout, on le sait, sur le traitement proprement dit ; les soins hygiéniques, les règles générales, sont les mêmes pour tous les médecins et ne donnent lieu à aucune discussion.

Nous exposerons donc successivement et les soins hygiéniques et les moyens thérapeutiques qui sont à la disposition du médecin pratiquant à la campagne, en faisant voir successivement les différences qui existent avec le traitement à l'hôpital ou dans une grande ville.

DES SOINS HYGIÉNIQUES

Les indications hygiéniques que l'on doit remplir dans la maladie qui nous occupe se rangent sous deux chefs :

1° L'entourage ;

2° Le malade.

1° L'ENTOURAGE. — Nous entendons par là le milieu dans lequel vit le malade.

Il se prête à examiner deux points :

1° Les personnes qui soignent le malade ;

2° Le local dans lequel est traité le malade.

1° Des personnes qui soignent le malade. — Bien que la contagion immédiate de la fièvre typhoïde soit loin d'être prouvée (nous n'en avons observé aucun cas), mais comme la transmission d'individu à individu est possible par les déjections de toutes sortes du malade, nous avons pour principe de prescrire des précautions pour éviter ces transmissions.

Nous savons que ce danger réside dans les déjections (vomissements, selles), aussi chaque fois en prescrivons-nous la désinfection. Un moyen bien simple et praticable en tous les points de la campagne consiste à désinfecter, à rendre inoffensives ces matières par le sulfate de cuivre.

On sait que ce sel est d'une puissance antiseptique remarquable, presque égale à celle du sublimé (1). Or, à la campagne, ce même sel sert à divers usages (sulfatage des vignes surtout), rien de plus simple donc (et nous le faisons toujours) que de recommander à l'entourage du malade de recevoir les déjections dans des vases contenant une solution de sulfate de cuivre.

Pratiquement, une poignée de cristaux de vitriol bleu (comme on nomme communément le sulfate en question) dans un litre d'eau, et on obtient une solution excellente pour l'objet demandé.

Que si nous n'avons pas de sulfate de cuivre sous la main, nous avons encore à notre disposition le sulfate de fer (vitriol vert), employé encore à la campagne (contre la chlorose des arbres) et dont l'action germicide est très remarquable ; nous prescrivons son emploi au même titre que le sulfate de cuivre.

(1) Tables de Miquel, in *Revue des nouveaux remèdes*, 1892.

Ces soins de propreté pour ainsi dire sont faciles à prendre, et les déjections ainsi stérilisées peuvent être vidées dans un endroit quelconque sans crainte de transporter la maladie.

Voilà nos selles et déjections diverses désinfectées, mais nous devons encore songer aux mains des personnes qui soignent le malade : Nous leur recommandons le lavage des mains au savon noir chaque fois qu'ils auront dû changer le malade, le toucher, en un mot chaque fois qu'il y aura eu pour eux chance de recueillir quelque parcelle pouvant recéler le où les micro-organismes causes de l'affection.

Par ces moyens faciles à mettre en pratique à la campagne, nous évitons ces inoculations de la maladie dans une même famille : ils sont faciles à employer et faciles à mettre en usage.

2° *Local dans lequel est traité le malade.* — Si nous ouvrons un traité de thérapeutique quelconque, nous y lisons que l'hygiène joue un rôle immense dans le traitement de la maladie qui nous occupe.

Dujardin-Beaumetz (1) nous dit : « Vous choisirez la chambre la mieux aérée et la mieux ventilée, et vous placerez le lit du malade au milieu de cette chambre. Ce lit sera étroit, peu élevé, débarrassé de tout rideau et de toute tenture, de façon que l'on puisse facilement et rapidement donner au malade tous les soins que comporte son état. »

A ces conditions, ajoutons qu'une température douce doit régner dans cette chambre. En hiver, on doit faire du feu pour y maintenir cette température.

A la campagne, ces conditions sont quelquefois réalisables,

---

(1) Dujardin-Beaumetz, *Clinique thérapeutique*, p. 640. Leçons sur le traitement de la fièvre typhoïde.

mais ne le sont certes pas complètement, dans la plupart des cas.

Et d'abord, choisir une chambre implique l'existence de plusieurs chambres ; malheureusement, dans nos contrées du moins, le nombre de pièces de nos habitations rurales est fort restreint.

On ne perd pas de place, on utilise tous les coins, et heureux sont les ménages où enfants et parents ne couchent pas dans la chambre unique de la maison.

Il est donc souvent difficile de mettre ce premier conseil en pratique.

Cependant, lorsqu'il existe plusieurs chambres, nous choisissons la meilleure, celle dont l'exposition réalise le mieux les conditions demandées.

L'air d'ailleurs et la lumière n'y manquent pas, et cette indication est facile à remplir.

La deuxième, celle de chauffer en hiver la chambre du malade, est plus difficile à mettre en pratique.

Il faut bien savoir que, dans nos campagnes, la cheminée n'est considérée, pour ainsi dire, qu'au point de vue culinaire.

L'unique cheminée de la plupart des maisons est située dans la cuisine. Dans les chambres à coucher, absence complète de ce raffinement. On le comprend, la famille vit, pour la plupart du temps, hors de la chambre ; si la température est rigoureuse, on se rapproche de la vaste cheminée de cuisine qui peut abriter la famille entière.

Nous nous sommes heurté presque continuellement à cette difficulté du chauffage des chambres, et nous n'avons pu la résoudre qu'en installant dans lesdites chambres des *braseros* souvent improvisés, que nous recommandions de bien laisser allumer avant de les introduire dans l'appartement.

Nous savons fort bien que ce chauffage ne présente guère d'avantages, tant au point de vue de l'aération, du renouvellement de l'air, qu'à celui de la salubrité, à cause des gaz de la combustion forcément confinés dans la pièce où se trouve le foyer; mais, devant l'impossibilité d'un autre chauffage, il ne faut pas essayer de lutter.

On ne peut pas, certes, laisser un typhoïsant exposé à être découvert à tout instant pour les petits soins nécessaires, dans une chambre où la température serait trop basse.

Le médecin de ville et d'hôpital ne se trouve certes pas aux prises avec ces petites difficultés de détail qui ne semblent rien en elles-mêmes, mais dont l'importance est assez grande pour que les auteurs s'en soient préoccupés. Ainsi que le dit Dujardin-Beaumetz déjà cité: « Combien de malades graves n'ont dû leur guérison qu'à ces seuls moyens hygiéniques, mais donnés avec ce dévouement et cette abnégation que l'on ne trouve que dans le sein de la famille (1). »

II. — LE MALADE. — Dans la dothiénentérie, deux parties bien distinctes se partagent le traitement : tout d'abord des soins d'hygiène, de propreté, communs à tous les cas ; puis des règles de thérapeutique qui varieront suivant les sujets.

Nous allons tout d'abord traiter de ces soins hygiéniques que nous appliquons largement et facilement, du reste, même à la campagne, dans tous les cas, soit légers, soit graves.

Ces soins comprennent l'hygiène et l'alimentation. Aux soins hygiéniques que nous avons déjà exposés dans le chapitre précédent, désinfection des fœces et hygiène de la chambre du malade, nous devons ajouter encore les soins de propreté du corps du malade.

La propreté du corps, il faut bien, hélas ! le dire, n'est pas la vertu dominante de certains de nos campagnards. L'usage

Dujardin-Beaumetz, *Clinique thérapeutique*, p. 643.

des bains, hormis ceux de rivière, en été, est chose peu connue chez eux.

Et cependant cette propreté minutieuse du corps est un bon adjuvant au traitement de la dothiénentérie.

A ce point de vue, les auteurs recommandent des lotions et un changement fréquent des draps de lit.

Ces deux moyens sont faciles à mettre en pratique, même sans user du procédé des deux lits dans lesquels on change successivement le malade, procédé qui n'est guère applicable en l'espèce ; on peut cependant très bien obtenir des familles le changement fréquent des draps.

Les draps et le corps bien séché après les lotions tièdes que nous prescrivons souvent, mais à titre purement de propreté, nous ont évité les eschares si fâcheuses pour le cours normal de la maladie ; nous n'en avons pas eu dans les cas moyens et même dans la totalité des cas graves. L'époque est passée, et nous avons assisté à sa fin, où le malade atteint d'une manifestation fébrile était soumis à une diète sévère et rigoureuse. Actuellement on alimente le malade, même le typhoïsant dont nous traitons.

Mais chez celui-ci une indication particulière se fait sentir. Bien que la dothiénentérie soit une maladie générale, il n'est pas moins vrai cependant que sa localisation principale a son siège dans l'intestin, au centre même du laboratoire où se confectionnent les matériaux nutritifs.

Les aliments liquides remplissent le double but de nourrir le malade sans fatiguer cet intestin, sans laisser de résidus solides capables d'irriter encore les parois qui ne demandent qu'à s'ulcérer plus que de raison, sans laisser pénétrer dans l'organisme ces quintessences de poison, ces toxines, pour les appeler de leur nom.

A la campagne, nous employons largement les aliments liquides, faciles, du reste, à se procurer. Lait, bouillon, forment le fonds de notre alimentation.

Ce n'est pas sans avoir eu à lutter contre des préjugés fort répandus dans nos populations peu instruites, ce n'est certes pas sans avoir été maintes fois prié de *donner à manger* à nos malades, *de ne pas les laisser mourir de faim,* mais le raisonnement d'une part, la confiance de l'autre, nous ont permis de soumettre nos malades à ce régime sévère, des aliments liquides.

La qualité de ces aliments-boissons ne laisse rien à désirer à la campagne, le bouillon est fait de viandes fraîches et saines.

Le lait est certes plus pur que celui débité dans les grandes villes, et en ajoutant à cela quelque peu de vin généreux, de tisanes légères, de limonades cuites, nous arrivons à donner à nos malades un régime suffisant pour soutenir leurs forces.

Ces boissons sont données tièdes, si le malade les supporte plutôt froides, si des nausées ou des vomissements le demandent. Sur ce point, rien de particulier à notre point de vue.

A ces moyens purement hygiéniques nous joignons, suivant les préceptes si bien formulés par l'école moderne, l'antisepsie intestinale ; nous employons pour cela les agents les plus simples, ceux que nous trouvons dans toutes nos pharmacies de campagne, nous voulons parler du naphtol β du benzo-naphtol même, que nous employons depuis peu, et du salicylate de bismuth auquel nous avons recours dans quelques cas particuliers.

Nous donnons indistinctement à tous nos typhoïsants du naphtol β ou du benzo-naphtol à la dose de 1 gr. 50 à 2 grammes par jour, en cachets de 25 centigrammes espacés d'environ deux en deux heures.

Si la diarrhée devient trop forte (légère, nous la respectons comme un évacuant salutaire), nous nous adressons en même temps au salicylate de bismuth que nous administrons à peu près aux mêmes doses et de la même façon que le naphtol et le benzonaphtol.

MÉDICATION

A voir le nombre des médications proposées pour combattre la maladie dont nous nous occupons, on comprend combien l'embarras du médecin serait grand, s'il ne se posait des règles pratiques pour se diriger dans cette voie assez obscure encore de la thérapeutique de la fièvre typhoïde.

S'il est vrai, d'autre part, que le grand nombre de médicaments proposés contre une maladie est une preuve de leur impuissance, nous devrions nous considérer bien désarmés contre celle dont nous faisons l'étude.

Nous ne parlerons pas des médications jugulantes ; leur procès est fait et bien fait depuis déjà de longues années : on ne jugule pas la fièvre typhoïde. Ces prétendus succès obtenus dans ce sens par divers auteurs ne sont que des cas de fièvres typhoïdes naturellement abortives, et nous-même avons vu de ces cas où, brusquement, sans *médication* dite jugulante, le mal a tourné court, terminant en quinze jours une maladie dont la durée moyenne est de trente.

Nous devons déclarer ici de suite que nous sommes adversaire des médications exclusives. Dujardin-Beaumetz a écrit sur ce sujet, précisément à propos de la fièvre typhoïde, une page où il réfute les partisans de cette médication. En somme, comme il le dit, et nous avons pu nous en convaincre, le typhoïsant A n'est pas comparable au typhoïsant B, il y a souvent entre eux des différences extrêmes, il faut donc se garder de leur appliquer à tous les deux la même médication, mais, au contraire, être, si l'on peut dire le mot, « opportuniste. »

En médecine, choisir le moment où l'indication est tout ; l'opportunisme qui se traduit en particulier par la médication des symptômes paraît masquer l'ignorance, mais au fond la science des indications repose presque sur ce fait : savoir bien interpréter un ou plusieurs symptômes et tirer les indications.

Donc, un typhoïsant ne pouvant pas se comparer à un autre, les médications ne pourront pas non plus se comparer.

Ce n'est pas à dire pour cela que la thérapeutique soit livrée au hasard des cas ; non certes, on peut catégoriser ses malades, on peut les rapprocher, et rapprocher en même temps les médications.

C'est ce que nous allons faire en exposant les procédés thérapeutiques employés par nous à la campagne.

Nous avons adopté une classification de nos cas, en cas légers, moyens et graves.

Cette division, tout empirique qu'elle puisse paraître, répond cependant à une réalité clinique ; tous ceux qui ont manié des malades ont fait sûrement cette remarque.

Voici d'abord un malade qui, avec des symptômes généraux peu accentués, présente une température ne dépassant pas le soir 39°, qui, avec quelques soins hygiéniques, un peu de naphtol, termine le cours régulier de la maladie : nous en faisons le type des cas simples.

Un autre, au contraire, aura des symptômes généraux plus accentués, il s'y joindra un peu de collapsus, le cœur peut faiblir, la température arrivera à 40° : c'est un type de cas moyen.

Enfin, les symptômes nerveux se joignent à un ensemble symptomatique grave, la température persiste à 40°, le cœur faiblit tout à fait à la tâche ; des hémorragies intestinales, des eschares parfois, se produisent, menaçant la vie du malade : cas grave.

Telles sont les trois catégories que nous étudierons, et nous allons donner pour chacune d'elles la thérapeutique que nous suivons, en indiquant chaque fois la médication.

1° CAS LÉGERS

De ces cas, les plus légers nous ont permis l'expectation. Cela ne veut pas dire que nous laissions ces malades à eux-mêmes, non certes : la température est prise chaque jour et deux fois par jour, pour que nous puissions nous rendre bien compte de l'état du malade, et nous mettons en pratique les règles d'hygiène que nous avons précédemment exposées.

C'est-à-dire que les boissons-aliments sont les seules permises aux malades. Nous ajoutons quelquefois des lavements phéniqués, dont l'effet est double à notre avis ; effet antiseptique et effet évacuateur, et nous surveillons à ce point de vue la régularité des selles.

La bouche de nos malades est aussi l'objet de notre attention, nous recommandons un nettoyage parfait de cette région, ajoutant au besoin un gargarisme astringent, toutes choses faciles à mettre en œuvre, même à la campagne.

Les observations suivantes (I, II, III, IV) sont les relations de cas de ce genre.

Observation Première
(1884)
Fièvre typhoïde. — Expectation. — Guérison

28 août. — B... (Julia). T. ne dépassant pas 39°2. Expectation.

Lait. Bouillon. Eau vineuse. Vin de quinquina. Lavement phéniqué deux fois par jour. La fièvre a persisté jusqu'au 17 septembre. Convalescence.

Observation II
(Marguerittes, 1882)
Fièvre typhoïde légère. — Expectation. — Guérison

23 juin. — M..., dix-huit ans. Tempérament nerveux. Bonne constitution. Après quelques jours de fatigue, est obligé de s'aliter. Épistaxis deux fois. Céphalalgie. Toux sèche. Se plaint de vives douleurs à la pression dans la fosse iliaque droite. Constipation. P. : 80; T. : 38°5. Purgatif, lavement.

24. — Même état. Expectation. Lavements phéniqués deux fois par jour. Fièvre tombe au vingtième jour.

Observation III
Fièvre typhoïde légère. — Expectation. — Guérison

M... (Julia), vingt ans, mêmes symptômes. Se met au lit le 1er février. Même traitement. T. n'a jamais dépassée 39°. Fièvre dure jusqu'au 5 mars. Guérison.

Observation IV
(Marguerittes, 1878)
Fièvre typhoïde légère. — Expectation. — Guérison

22 octobre. — B... (Célestin), quatorze ans. Fièvre typhoïde légère. T. ne dépassant pas 39°. Diarrhée. Eau vineuse. Bouillon. Lait. Convalescence le 8 novembre.

On voit que, dans tous ces cas, la température n'a pas dépassé 39°. C'est ce que nous avons déjà dit plus haut.

On voit aussi que le pronostic était peu grave. Tous nos malades ont guéri.

2° CAS MOYENS

Il est d'autres cas où la gravité s'augmente d'un degré, par suite surtout de l'hyperthermie.

On comprend qu'un malade dont les combustions organiques sont assez intenses pour produire ⁻40° et au delà soit en un état de déchéance organique imminente. Les divers systèmes, le nerveux surtout, ne supportent pas impunément de telles hyperthermies.

Aussi, dans ces cas, modifions-nous notre thérapeutique et tâchons-nous de lutter contre l'élément fièvre. Nous avons employé deux antithermiques : l'un le sulfate de quinine, notre vieil antithermique, l'autre l'antipyrine à l'évolution de laquelle nous avons assisté. L'un et l'autre, employés séparément, quelquefois concurremment, nous ont donné d'assez bons résultats pour que nous croyons devoir donner les quelques observations que nous avons sur ce sujet :

a). — CAS TRAITÉS PAR L'ANTIPYRINE

Observation V

(Marguerittes, 1888)

Fièvre typhoïde. — Antipyrine. — Guérison (1)

15 novembre. — C. L.. , trente-neuf ans, très nerveuse, a eu étant jeune fille des épistaxis très fréquentes et très graves

---

(1) Cette observation, par sa gravité plus considérable, eût dû trouver place dans les cas moyens ; mais, comme elle présente des points très intéressants pour l'emploi de l'antipyrine, nous avons cru bon de la faire figurer ici.

qui ont occasionné à plusieurs reprises une anémie profonde. Elle eut, il y a quelques années, deux hémoptysies. Se trouve fatiguée depuis plusieurs jours, depuis qu'elle a aidé à mettre en bière une femme morte de fièvre typhoïde.

Elle est allée à Nimes dans la journée ; en arrivant, elle se sent courbaturée et est obligée de se mettre au lit.

16. — Nuit très agitée ; céphalalgie très intense ; elle souffre tellement qu'elle ne peut supporter le jour. Elle a, dit-elle, la tête en feu. Soif ardente. P. 100. T. : 40°. Délire. Sinapismes. Purgatif. Selles infectes.

17. — T. : matin, 40° ; soir, 40°2. Antipyrine, 1 gramme en deux fois, abaisse T. à 39° 2.

18. — T. : 40° P. 110. Le matin, antipyrine à huit et neuf heures. T. à dix heures : 39° ; soir, 40° ; à cinq et six heures, antipyrine ; à huit heures 38°6. Même température jusqu'à minuit. Nuit plus calme.

19. — Ventre météorisé, douleur vive à la pression ; quelques râles muqueux. Surdité. *Taches rosées* sur le ventre.

20, 21, 22. — L'antipyrine abaisse chaque fois la température, qui se relève quelques heures après.

23. — Selles fréquentes et copieuses. Dans quatre à cinq, elle rend de pleins vases de matières infectes, noirâtres, sanguinolentes. Hémorragie intestinale. Odeur tellement forte que la maison en est infectée.

P. 60, très faible. T. : 38°5. Ne peut pas parler.

24. — A partir de ce jour, température au-dessous de 36°5. Quinquina. Gentiane. Lavements froids phéniqués.

25, 26, 27. — Les forces se relèvent. P. 80. T. : 38°. Même traitement.

Convalescence le 30.

Observation VI

(1888)

Fièvre typhoïde. — Antipyrine. — Guérison

24 novembre. — L... (Anna), treize ans, bonne constitution, tempérament nerveux. Se plaint de la tête depuis plusieurs jours. Pas d'appétit. Dort mal et rêve beaucoup. Langue blanche, rouge sur les bords. Bourdonnements d'oreilles. Quelques râles sibilants. Douleur légère dans la fosse iliaque droite. Constipation. P. 100. T. : 39°5 le soir. Purgatif.

25. — Même état. 39°4 matin ; 39°7 soir. Antipyrine 80 centigrammes matin et soir en trois fois à une heure d'intervalle. Surveiller la température une heure après chaque cachet.

26. — (Avant le premier cachet) 39°2 ; une heure après le deuxième cachet, 38° ; une heure après le troisième, 37°. T. le soir à quatre heures 39° ; une heure après le deuxième cachet, 38°2 ; troisième cachet, une heure après 37°2. Même température une partie de la nuit.

27. — Matin, T. : 38°6. Deux cachets seulement.

On suspend l'antipyrine le 30.

1er décembre. — Douleur de la fosse iliaque droite persiste de même que la diarrhée. Même état. Fièvre typhoïde légère en somme.

4. — T. : 39° le matin ; 39°4 le soir.

5. — T.: le matin, 39°2. Antipyrine jusqu'au 8, T. le matin, 38°.

10. — T. : 39°. Antipyrine jusqu'au 13.

Convalescence à partir du 15.

Observation VII

(1888)

Fièvre typhoïde. — Antipyrine. — Guérison

3 septembre. — F... H., quinze ans, a été souvent malade

dans son enfance, otorrhée avec perforation du tympan, présente des symptômes d'embarras gastrique fébrile.

5. — Ipéca, céphalalgie persiste, fièvre. Ventre un peu douloureux.

7. — Eau de Sedlitz, un verre, deux matins de suite, épistaxis légère, douleur accentuée à la pression dans la fosse-iliaque droite, langue un peu sèche. P. : 90, T. : 39°2, diagnostic : fièvre typhoïde.

8, 9, 10. — Même état, lavement antiseptique.

11. — Même état.

12. — Ipéca, P. : 100, T. : 39°8 le matin ; 40° le soir. Antipyrine 0,25 à trois heures, 0,25 à quatre heures. T. : à cinq heures 39°, troisième cachet. A six heures, T. : 38°.

Je fais continuer le traitement jusqu'au 20.

21. — Température ne dépasse pas 38°.

Convalescence à partir du 28.

Observation VIII

(1888)

Fièvre typhoïde. — Antipyrine. — Guérison

24 juillet. — C... (Joséphine), vingt-trois ans, tempérament nerveux, bonne constitution, fatiguée depuis quelque temps, fièvre typhoïde légère, se met au lit le 22 juillet, température jusqu'au 29 varie entre 38°6 et 39°. Expectation.

30. — P. : 86 ; T. : 39°2, le matin ; 39°5 le soir.

31. — T. : 39°5 le matin; 40° le soir. P. : 90.

Pas d'autre accident. Antipyrine, 1 gr. matin et soir que je continue jusqu'au 5 août.

5 août. — T. : 38° le matin ; 39° le soir. Antipyrine 1 gr. le soir. P. : 80.

7. — 37°6 matin ; 38°5 le soir. Antipyrine.

8. — Je suspends le traitement. Convalescence le 10.

Ces quatre observations sont fort instructives pour l'emploi de l'antipyrine. Elles mettent en lumière un fait important au point de vue de l'effet de cet antipyrétique. L'observation VI, par exemple, la plus détaillée et dans laquelle nous avons pris la température fort souvent à titre de document scientifique, nous montre que l'antipyrine, comme l'ont dit bien des médecins, ne donne dans la fièvre typhoïde que des succès momentanés, et que, pour obtenir une défervescence prolongée, on est obligé de distribuer ce médicament à intervalles assez rapprochés.

Ce médicament trouvera donc son indication dans les cas où la fièvre est continue sans grandes rémissions, cas dans lesquels on peut alors filer la dose d'antipyrine dans le courant de la journée, chose que l'on ne pourrait pas faire avec la quinine dont les faibles doses n'amènent pas le même résultat.

Il reste bien entendu qu'avant l'emploi de ce médicament, on examinera l'élimination rénale et l'état du pouls. L'insuffisance du premier acte et la mollesse du second seront, comme dans toutes les autres pyrexies, des contre-indications à son emploi.

b). — CAS TRAITÉS PAR LE SULFATE DE QUININE

Observation IX

(1892)

Fièvre typhoïde. — Sulfate de quinine. — Guérison

15 novembre. — Co... (Fernand), dix ans ; fatigué depuis le 1er. Céphalalgie intense depuis plusieurs jours, troubles de l'ouïe, ventre météorisé, très douloureux dans la fosse iliaque droite ; gargouillements, quelques râles sibilants, pâle le

matin, congestionné le soir ; diarrhée. Lavement antiseptique. P.: 100. T.: soir, 39°5.

16. — Même état le matin. P.: 100. T.: matin, 39°2 ; soir, 40°. Diarrhée très forte, cachets naphtol β et salicylate de bismuth trois fois par jour. Sulfate de quinine, 0,40, trois fois à prendre le matin.

17. — Même état. Même traitement.

18. — Exacerbation moins forte. T.: soir, 39°4.

19, 20, 21, 22. — T.: soir, 30°.

23, 24, 25. — Pas de traitement, plus de diarrhée, faiblesse très grande, extrait de quinquina en potion.

27, 38. — Le pouls est plus fort.

29. — Exacerbation le soir. T.: 39°6.

30. — Exacerbation le soir. T.: 39°8. Sulfate de quinine.

1, 2, 3, 4, 5. — T.: matin, 38°7 ; soir, 38°9. Demande à manger.

6, 7, 8, 9, 10. — Température s'abaisse à 37°6 le soir. Potages, quinquina, augmente insensiblement le régime invariable jusqu'au 19, à cette date, indigestion. Ventre très douloureux.

20. — La fièvre reparaît. P.: 110. T.: 40°. Délire, sulfate de quinine.

22, 23, 24, 25, 26. — T.: soir, 38°. Plus de traitement, quinquina.

27. — T.: 37°4. Ne cesse de demander à manger ; potages. Convalescence le 4. Guérison.

Observation X

(1887)

Fièvre typhoïde. — Quinine. — Guérison

6 octobre. — Tr. (Marie), vingt-deux ans, Rodilhan, tempérament lymphatique, malade depuis le 29 septembre à la suite

d'une frayeur, ne dort pas depuis, est très agitée. Céphalalgie, épistaxis ; je la trouve levée. Constipation ; langue un peu sale; purgatif, potion antispasmodique. P.: 90.

7. — Se plaint un peu moins de la tête. P.: 90. T.: 59°2. Douleur dans la fosse iliaque droite ; expectation.

8. — P.: 90. T.: matin, 39°3 ; soir, 40°2. La nuit est agitée, délire. Sulfate de quinine à prendre le matin.

9. — T.: matin, 39°. P.: 80. Le soir à quatre heures frisson ; appelé à six heures, je la trouve les yeux hagards en décubitus dorsal. Difficulté à parler, troubles de la vue, de l'ouïe, soubresauts des tendons. P.: 120. T.: 40°6. Congestion à la base des deux poumons, respiration fréquente, nuit très agitée, délire continuel. Fomentation aux jambes, sulfate de quinine 1 gr. 20 à prendre en cinq cachets, d'heure en heure, à partir de quatre heures du matin.

10. — P.: 110. T.: matin, 39°7 ; soir, 40°.

Antipyrine le soir, 1 gramme (2 cachets), deux heures après, température à 38°5.

Je continue pendant plusieurs jours sulfate quinine à doses décroissantes.

15. — P.: 90. T.: matin, 38°5 ; soir, 38°7.

16. — Malade a conservé un tremblement du bras droit avec faiblesse des muscles de l'avant-bras et surtout des extenseurs.

P.: 90. T.: matin, 38°5 ; soir, 38°8.

17. — L'état s'améliore insensiblement, entre en convalescence le 23.

La faiblesse du bras persiste, frictions, massage. Système nerveux très surexcité, l'intelligence est très affaiblie. Toniques.

Appelé, je trouve les jambes fortement œdématiées ainsi que les cuisses, les urines sont rares. Bruit de souffle à la pointe du cœur et premier temps, albumine.

Lait avec bicarbonate de soude, digitale.

20.— L'état du cœur s'améliore, et je suspends la digitale le 21. — Continuation du lait jusqu'au 2 décembre.

2 décembre. — Les jambes sont désenflées, plus d'albumine, anémie profonde, toniques (quinine, fer, arsenic), traitement qu'elle suit pendant plus d'un mois. La menstruation revient le 4 janvier, peut faire son ménage au commencement de février.

Observation XI

Fièvre typhoïde. — Quinine. — Guérison

(1878)

1er septembre. — J....., quinze ans. Sans profession. Céphalalgie intense. Le facies congestionné. Pouls fort, 86. T.: 39°5.

Ne dort pas depuis plusieurs jours. Malade depuis quinze jours. Alité depuis trois jours. Purgatif salin.

2. — Deux selles molles. Épistaxis légère. Poitrine rien. Ventre douloureux.

3. — Nuit agitée. Pas de coma. Délire. T.: 40°. Calomél, 0,60 en six paquets. Vomissements.

5. — Huile de ricin, quatre selles. T.: soir, 39°8.

6. — T.: matin, 39°7; soir, 40°4.

Diarrhée. Ne se sent pas aller. Lavements froids. Sulfate de quinine, 0,80 cent. le matin.

7. — T.: matin, 39°5; soir, 40°. Même traitement.

8. — Même état.

9. — T.: matin, 39°; soir, 39°. Suspendre traitement. Même état jusqu'au 14.

15. — Céphalalgie plus vive. Sinapismes. T.: soir, 39°5.

16. — Même état.

3

17. — T.: matin, 39°. Après-midi, agitée. T.: 40°. A quatre heures, les pieds se refroidissent.

Le soir, à onze heures, je suis appelé. Épistaxis effrayante depuis neuf heures. J'introduis dans les narines de la charpie trempée dans du perchlorure de fer, et demi-heure après elle rend un caillot plus gros qu'un œuf. Je tamponne avec sonde de Belloc. Pouls très faible. Exsangue. Syncope. Sinapismes aux jambes. Perchlorure à l'intérieur. Toniques. L'hémorragie s'arrête. T., 36°. P., 60.

18. — T.: matin, 36°5; soir, 37°2. Pouls très faible. Peut à peine parler. Suc de viande. Toniques, etc.

Entre en convalescence.

Observation XII
(1884)
Fièvre typhoïde légère. — Sulfate de quinine. — Guérison

7 novembre. — D..... (Olympe), vingt-huit ans, fièvre typhoïde légère, caractérisée par douleur dans fosse iliaque droite. Râles sibilants. Hébétude. Insomnie. P., 80. T.: soir. Diarrhée. Expectoration.

État stationnaire jusqu'au 19, où il y a exacerbation. T.: matin, 38°6 ; soir, 39°5.

Sulfate de quinine jusqu'au 24.

Convalescence le 30.

Observation XIII
(1886)
17 juillet. — M..... (B.), vingt-cinq ans. Fièvre typhoïde à début brusque, à rémittences très marquées le matin. T.: matin, 39°; soir, 40°1. P. 90.

Sulfate de quinine pendant cinq jours à dose décroissante.

Convalescence le 12 août.

Observation XVI
(1881)

C... (J.), cultivateur. Fièvre typhoïde. Début le 22 novembre. T.: matin, 38°8; soir, 39°6 à 40°.

Sulfate de quinine les 12, 13, 14, 15 décembre à 1 gramme, puis à dose décroissante. Hémorragies intestinales.

Convalescence le 25 décembre.

Observation XV
(1884)

C.... (Louise), douze ans. Fièvre typhoïde légère, caractérisée. Oscille entre 38 et 39°.

Sulfate de quinine pendant trois jours à 1 gramme, puis à dose décroissante. Guérison.

Observation XVI
(1892)

P... (Ferdinand), vingt-huit ans. Température oscillant entre 39 et 40°2.

Sulfate de quinine pendant sept jours à 1 gramme, puis à dose décroissante. Guérison.

Observation XVII
(1892)

J..., coiffeur, vingt-sept ans. Diagnostic porté par un confrère : fièvre typhoïde légère. Température oscillant entre 38 et 39°5.

Sulfate de quinine pendant six jours à 1 gramme, puis à dose décroissante. Guérison.

Observation XVIII
(1891)

C..... (Lucie), cinquante-deux ans. Fièvre typhoïde légère.
T.: 38°8 à 40°.

Sulfate de quinine pendant cinq jours à 1 gramme, puis à
dose décroissante. Guérison.

Observation XIX
(1892)

T..... fils, vingt ans. La mère typhoïsante actuellement.
T.: matin. 38°8 ; soir, 40°.

Sulfate de quinine pendant trois jours à 1 gramme. La fièvre
tombe à 38°5, puis à 38°, et avec doses décroissantes à 37°5.
Guérison.

Observation XX
(1884)

M... (Marie), vingt et un ans. Fièvre typhoïde caractérisée.
T. : matin, 39°3 ; soir, 40°.

Sulfate de quinine, 1 gramme en trois fois, à cinq, six
et sept heures du matin, pendant quatre jours, puis à dose
décroissante. Guérison.

Observation XXI
(1892)

Fièvre typhoïde chez une femme enceinte de trois mois. — Sulfate de quinine.
Guérison. — Grossesse non interrompue.

Tr... M., vingt-sept ans, mariée depuis cinq ans, enceinte
de trois mois, fièvre typhyoïde à début brusque, à forme cérébrale. S'est couchée le 21 septembre.

24. — T. : matin, 39°3. P. : 90, 40°2 le soir. P. : 110. Sulfate de quinine le 24 et le 25.

26. — A trois heures du matin, épistaxis qui persiste jusqu'à huit heures où j'arrive. Pouls filiforme, muqueuses très pâles ; a eu deux syncopes. Tamponnement. Boisson froides. Toniques. Le soir, le pouls est rare. Bruit de souffle à la carotide. P. : 100. T. : 38°5.

26. — P. : 100. T. : matin, 38°5 ; soir, 39°7. Sulfate de quinine les 27, 28, 29, 30.

Octobre. — Convalescence à partir du 5.

Appelé le 14, bruit de souffle persiste, œdème des maléolles et des jambes, le soir figure bouffie, peau blanche, muqueuses décolorées. Urines rares, très albumineuses. Lait chaque deux heures, avec bicarbonate de soude. Traitement continué jusqu'à la fin du mois. Guérison.

Cette observation est intéressante, et répond aux objections faites à l'emploi du sulfate de la quinine chez les femmes enceintes, proscrit notamment par Auvard (1), admis au contraire par Cazeaux (2).

Observation XXII
(1890)
Fièvre typhoïde. — Sulfate de quinine. — Décès

11 décembre. — Fa... C., étudiant en théologie, a été envoyé chez sa mère en pleine fièvre typhoïde, est resté sept heures en chemin de fer, a mis plus d'une heure pour se rendre de la gare chez lui, 1500 mètres. Appelé le lendemain. Décubitus dorsal, somnolence, ne reconnaît pas les personnes autour de lui, se croit toujours au collège. Surdité complète. Langue sèche, râpeuse. Râles dans toute la poitrine. Soubresauts des tendons. P. : 110. T. : 40°3 à trois heures du soir. Ventre

---

(1) Auvard, *Traité pratique d'accouchements*, 1891, p. 563.
(2) Cazeaux, *Traité de l'art des accouchements*, 1853, p. 392.

météorisé. Tympanisme. Il urine sans le sentir. N'est pas allé du corps depuis son arrivée. Purgatif salin. Lait.

12. — Même état. Lavements froids, phéniqués. Sulfate de quinine 1 gramme en quatre cachets.

13. — T. : matin, 39°5 ; soir, 40°. Même traitement.

14. — Même état. Pas de selles.

15. — Matin purgatif, 40° le soir.

16. — T. : matin, 39°8. Sulfate de quinine ; 40°2 le soir.

17. — T. : matin, 40° ; soir, 40°5. Sulfate de quinine par la bouche et en lavement.

18. — T. : matin, 40°5 ; soir, 41°. Pouls, 130. Mort le 19 à deux heures du soir.

Observation XXIII
(1890)
Fièvre typhoïde. — Sulfate de quinine. — Mort

2 septembre. — R... Marie, dix-huit ans, malade depuis le 15 août, couchée depuis le 25 août. On lui a donné de l'ipéca, on l'a purgée, elle ne dort pas depuis cinq à six jours. Diagnostic, fièvre typhoïde. Pouls irrégulier, léger, bruit de souffle à la pointe. 1er temps. T. : 40°. Sulfate de quinine. Digitale. Pronostic sérieux.

3. — Pouls plus régulier, 100. T. : matin, 39°2 ; soir, 39°8. Sulfate de quinine.

4. — T. : matin, 39°4 ; soir, 40°8. Constipation. Purgatif immédiatement. Sulfate de quinine à cinq, six, sept, huit heures du matin.

5. — T. : matin, 39° ; soir, 39°5.

6. — Même état.

7. — Consultation. Bromhydrate de quinine. Il porte un pronostic rassurant.

8. — Soubresauts des tendons. Contractures. Délire. Bro-

mhydrate de quinine, 0,60 centigrammes matin, 0,60 centigrammes soir.

9. — T. : matin, 39°. Pouls, 120. difficulté pour sortir la la langue, va du corps sans le sentir ; le soir, accès pernicieux. Meurt à deux heures du matin.

Observation XXIV
(1886)
Fièvre typhoïde. — Sulfate de quinine. — Décès

2 janvier. — J... L., Dlle, seize ans, fièvre typhoïde, forme ataxique. Antispasmodiques. Purgatif. Lotion. Résultats négatifs. P. variant de 110 à 120. T.: de 40° à 40°5.

7. — Bromhydrate de quinine. Lavements froids, antiseptiques, rien ne fait, meurt le 13 janvier.

Observation XXV
(1886)
Fièvre typhoïde. — Sulfate de quinine. — Mort

28 du même mois, appelé pour le père de la précédente, que je trouve très agité. Soubresauts des tendons, ne peut dormir depuis la mort de sa fille. Bromure. Chloral. Pouls fréquent 110. T.: 38°5.

29. — Pouls fréquent 120. T.: 39°. Accidents typhiques apparaissent.

30. — Contracture. Bromhydrate de quinine.

31. — Pouls, 120. T. : 40°2. Rien n'arrête cette marche ascendante. Malade meurt le 7 février.

Les quelques observations que nous venons de reproduire à propos de l'emploi du sulfate de quinine montrent bien l'action de ce médicament, son mode d'administration, et réfutent, nous le croyons, les quelques objections qui ont été faites à ce sujet.

La facilité de son emploi dans nos campagnes est des plus grandes. Nos pays, exposés à la malaria, connaissent de longue date ce médicament ; il se trouve partout, non seulement dans les officines de pharmacie, mais encore quelquefois dans les maisons.

Dans bien des fermes où on emploie de nombreux ouvriers, le maître de maison possède une petite provision de ce sel qu'il administre bien ou mal (ceci nous est étranger), mais qui peut servir au médecin traitant dans les cas que nous signalons.

Cette médication paraîtra peut-être archaïque à nos maîtres d'aujourd'hui ; nous devons donc en justifier l'emploi.

Nous ne voulons pas, comme certains thérapeutes, faire entrer en ligne de compte la malaria, comme complication habituelle de toutes les affections aiguës dans les pays à marais ou voisins des marais ; nous savons cependant que bien des affections du tube digestif à certaines époques de l'année (diarrhées automnales par exemple) sont sous la dépendance d'un état paludéen, état prouvé par la guérison rapide de ces affections par l'antipaludéen par excellence, le sulfate de quinine.

Mais ce n'est pas à ce titre que nous prescrivons ce sel. Nous le prescrivons comme *antipériodique*. On sait depuis longtemps que les pyrexies à exacerbations régulières sont favorablement influencées par la quinine, nous n'aurions pas de peine à en trouver des exemples, et c'est à ce titre que nous avons employé l'agent dont nous parlons.

Quand en trouvons-nous l'indication ?

Toutes les fois que, dans une fièvre typhoïde sans manifestations graves, nous constatons une différence de 1 degré et plus entre la température du matin et celle du soir.

Nous avons *toujours* obtenu une modification profonde de

la courbe, c'est-à-dire que les maximàs du soir étaient rame-
nés à quelques dixièmes seulement au-dessus de la température matutinale. Une autre raison qui nous invitait à le prescrire, c'est que le sulfate de quinine est à bon droit considéré
comme un antiseptique du tube digestif ; à ce titre, il entre
dans la thérapeutique de la maladie dont nous traitons.

Comment le prescrivons-nous ?

Nous avons adopté (et la pratique nous a appris cela) la dose
de 1 gramme, dose suffisante s'éloignant certes des doses
massives préconisées par les auteurs (1), mais suffisante pour
obtenir le résultat demandé.

Nous admettons avec Germain Sée et Jaccoud (2) que
l'heure la plus favorable d'administration est le matin, si l'on
veut obtenir un effet sur la température du soir.

D'ailleurs ceci est en conformité de vues avec la plupart
des auteurs, qui recommandent de prescrire la quinine bien
avant le moment où doit se faire sentir son action.

Donc, avec ce médicament, administré à la dose de 1 gr.
pendant trois jours environ (Jaccoud), puis continué pendant
trois autres, jours ou plus, à doses décroissantes, nous arrivons à diminuer les exaspérations vespérales.

Le malade profite-t-il de cet abaissement? Certes nous ne
sommes pas de ceux qui voient le danger dans la température en elle-même, mais nous croyons certainement que la
diminution de cette température est favorable à tous les systèmes de l'organisme, soit directement, soit indirectement en
diminuant l'énergie des combustions organiques.

Les contre-indications de cette médication sont nettement
formulées par les divers auteurs qui ont traité de la question ;
mais ces derniers tablent sur des doses de 2 et 3 grammes de

(1) Liebermeister, Sée, Jaccoud. Voyez Jaccoud, *Traitement de la fièvre
typhoïde*, Académie de médecine, 1883.

(2) Germain Sée, *Acad. de méd.*, 1883. Jaccoud, *loc. cit.*

sulfate, doses dont nous n'avons jamais approché, nous ne nous attarderons donc pas à les réfuter.

D'ailleurs, la lecture des observations que nous donnons suffit pour se convaincre de l'innocuité de cet argent.

Certaines de ces observations présentent un grand intérêt, entre autres l'observation relatant la marche de la maladie chez une jeune femme enceinte de trois mois et dont l'état de grossesse, ainsi que nous le disons, ne nous a pas arrêté dans l'emploi du sulfate de quinine.

Pour ces observations, on remarquera que certains malades ont présenté des hémorragies intestinales, phénomène assez grave, lorsque l'hémorragie est abondante, mais qui, dans les cas rapportés ont laissé cependant les malades guérir.

Nous donnons les observations de trois malades dont le décès a terminé la maladie. Nous les donnons pour être impartiaux et exacts, ne voulant pas attribuer leur mort au sulfate de quinine. Il faut remarquer, en effet, que nous traitons déjà de cas plus graves que les premiers, et que la mortalité s'en ressent forcément.

En somme, comme règle pratique, voici nos conclusions :
Si la température présente des exacerbations vespérales élevées d'un degré ou plus sur celle du matin, l'indication du sulfate de quinine se présente. On le prescrira à la dose de 1 gramme, le matin de préférence.

c). — CAS TRAITÉS PAR L'ASSOCIATION DE LA QUININE A L'ANTIPYRINE.

Dans les observations qui vont suivre, nous avons fait usage de l'antipyrine et de la quinine, non pas simultanément mais successivement, suivant les indications des deux médicaments, indications que nous avons déjà formulées dans nos chapitres précédents.

C'est-à-dire que l'antipyrine a été pour nous le moyen anti-thermique employé au cas où l'exacerbation vespérale n'atteignait pas 1° de différence avec la température du matin, la quinine au contraire lorsqu'elle atteignait ou dépassait cette différence.

Les résultats nous ont paru assez nets pour que nous donnions les observations tout au long. Nous en demandons pardon à nos lecteurs, mais nous sommes persuadé que la thérapeutique de cette maladie, à part les grandes lignes déjà tracées du reste, réside surtout dans les petites indications qui surgissent à chaque pas.

Pour le médecin de campagne, ces indications sont précieuses, la température prise matin et soir, au moins, lui indique la voie à suivre dans des cas où une observation plus suivie est difficile, sinon impossible. Il est, en effet, une différence énorme entre le malade d'hôpital entouré d'une surveillance médicale active, de par le chef de service, les internes, les infirmiers, etc., et le malade du médecin de campagne, souvent à plusieurs kilomètres de son domicile, qu'il ne peut voir trop souvent et pour lequel il est obligé de se rapporter aux dires de l'entourage pour établir des indications. La température donc le guidera dans l'emploi de ses moyens thérapeutiques.

C'est ainsi que, dans une fièvre typhoïde à exaspération vespérale, la quinine lui sera indiquée par la courbe ; même remarque pour l'antipyrine.

Les doses d'administration, nous les avons conservées telles que nous les avions indiquées précédemment, mais ici nous ne continuons pas l'usage du médicament aussi longtemps.

Du reste l'effet de la quinine, comme hypothermique, est soutenu par l'antipyrine ; aussi, en lisant les observations qui suivent, verra-t-on dans la plupart des cas la quinine, prescrite seulement un jour, amener un abaissement de température, et le lendemain l'antipyrine maintenir cet abaissement.

Observation XXVI

(1889)

Emploi du sulfate de quinine et de l'antipyrine. — Guérison

12 juillet. — B..., dix-neuf ans, malaise général depuis plusieurs jours, se plaint de la tête et du ventre, il dort mal et rêve. Décubitus dorsal, langue rouge sur les bords, toux sèche ; auscultation, quelques râles sibilants rares.

Ventre tendu, douleur vive à la pression (fosse iliaque droite), selles pénibles, difficulté pour uriner. T.: matin, 39°. P.: 84. Frictions, huile camomille camphrée, un verre eau d'Hunyadi-Janos, le matin. Lait.

13, 15. — Ventre moins douloureux, douleur à la nuque. T.: soir, 39°5.

16. — T.: matin 39°4 ; soir, 39°6. Antipyrine, 0,50 le matin, 0,50 à six heures du soir ; température à sept heures, 38°.

17, 18. — T.: matin, 38°8 ; soir, 39°. Même traitement.

19, 20, 21. — T.: matin, 38°6 ; soir, 39°.

Pouls faible, suspendre antipyrine. Je prescris quinquina, bouillon, lait. Selles régulières. Tousse, râles sous-crépitants à la base, côté droit.

22. — T.: matin, 39° ; râles sous-crépitants plus nombreux, submatité, expectoration difficile, potion de Todd, quinquina.

23. — Légère amélioration.

13. — Exacerbation le soir, sulfate de quinine, 0,60, en 3 cachets.

25, 26, 27, 28. — État s'améliore de plus en plus, la poitrine se dégage.

30. — T.: 38° ; malade demande à manger, potage très léger, tonique.

2 août. — Mange un peu trop, douleur de ventre. T.: 39°.

3. — T.: 39°; ventre souple, sulfate de quinine. Résultat négatif.

4, 5. — Sulfate de quinine, 0,80, résultat nul, constipation, langue un peu rouge, lavement, lait, plus de quinine.

6, 7, 8. — L'état du ventre s'améliore, se couche un peu sur le côté, demande à manger, lait, une tasse chaque deux heures.

10. — Il prend deux litres de lait par jour.

Température ne cède pas.

11. — Antipyrine, 2 grammes en 6 cachets, à prendre 2 matin et soir à une heure d'intervalle ; au deuxième cachet, la peau est moite, le soir il y a un peu de sueur, sommeil plus long. J'ai donné par petites doses pour ne pas débiliter. La température normale, deux heures après le deuxième cachet, ne se relève qu'à 38°.

15. — Je suspends le 15 et l'état persiste jusqu'au 20. Amélioration peu sensible, chaque jour, n'entre en convalescence que dans les premiers jours de septembre.

Observation XXVII
(1889)

23 mai. — C... B., cinquante-deux ans, fièvre typhoïde légère, pas d'accidents cérébraux, rien dans la poitrine, se manifestant par une élévation de la température, sulfate de quinine.

23, 24. — Résultat négatif.

25, 26. — Antipyrine 1 gramme matin et soir. T.: 38°.

27, 28, 29. — Même état, langue blanche, purgatif.

30. — T.: matin, 38° ; soir, 39°2.

31. — Sulfate de quinine. T.: matin, 38° ; soir, 38°8.

1er juin. — Bromhydrate de quinine, pas d'exacerbation le soir.

3, 4. — T.: matin, 39°; soir, 39°2.

Antipyrine, 2 grammes matin et soir.

6. — T.: 37°8.

7. — Exacerbation le soir.

Je fais prendre 0,60 sulfate de quinine le matin, 1 gramme antipyrine le soir.

13. — Suspendre traitement. Convalescence le 15.

Observation XXVIII

(1892)

8 octobre. — E... M., quarante ans, tempérament lympha-tique, couchée depuis le 4. Epistaxis, décubitus dorsal, ver-tiges, bourdonnements d'oreilles, langue sèche. P. : 110 ; T.: 40°.

On la maintient pour l'ausculter. Râles sibilants, douleur fosse iliaque droite.

Fomentation aux jambes. Purgatif, une selle.

9. — Nuit agitée, insomnie. P.: 110; T. : 40, deuxième purgatif.

10. — Même état, exacerbation; le soir, sulfate de quinine.

11. — Face congestionnée, respiration fréquente. P. : 110; T. : 40°2 à six heures du soir.

J'hésite à mettre, n'étant pas sur les lieux, sinapismes, eau glacée sur la tête.

12. — Nuit agitée jusqu'à minuit, se calme de suite, en ar-rivant je trouve T. : 32° ; P.: 92. Menstruation. Expectation.

13. — P. : 92 ; T.: 39°4.

14. — P. : 92; T.: 40°2. Antipyrine, mieux la nuit.

15. — P. : 80; T.: 39°.

16. — Même état.

17. — P.: 72; T. : 38°.

18. — Même état.

19. — P.: 68 ; T. : 37°8. Augmente nourriture.

20. — P.: 68 ; T. : 37°8 le matin ; 39° le soir, P. : 92.

21. — P.: 68 ; T. : 37°8 le matin ; 39° le soir, P.: 92.

22. — Sulfate de quinine le matin, 38°8 le soir , P. : 80.

23. — Sulfate de quinine le matin, 38°4 le soir, P. : 80.
Chute définitive le 28.

Observation XXIX

(1893)

Fièvre typhoïde. — Guérison

25 juillet. — A... A., quatorze ans, fatigué depuis le 14 juillet, céphalalgie, ventre douloureux à la pression, épistaxis légère, constipation, insomnie. T. : 39° ; P. 80.

26. — Purgatif. T. : 38°7 le matin ; 39°5 le soir. Sulfate de quinine 0,60 en trois cachets le matin.

27. — T. : 38°8 le matin ; 39°2 le soir. Lavements antiseptiques.

28, 29, 30, 31. — T. : 39° le soir. Expectation.

1, 2, 3 août. — Même état, constipation, purgatif.

4, 5. — Température exacerbative le soir, langue rouge et sèche. Sulfate de quinine le 7, 8, 9, 10, les exacerbations disparaissent, la température s'élève insensiblement et atteint 40° le soir. Sulfate de quinine.

12. — Pas de résultat. T. : 39°8 le matin; 40° le soir. L'état général reste le même, lavements froids.

13. — T. : 40° le matin ; P.: 90. Je prescris antipyrine 1 gramme en trois cachets à neuf heures, dix heures, onze heures du matin.

Je fais prendre la température une heure après chaque cachet, à dix heures T. : 39°3, à onze heures T.: 38°7, à midi T. : 37°, la température atteint 38° à trois heures du soir, à cinq heures 39ʰ2, deux cachets. Une heure après le deuxième cachet, T. : 36°7, sueurs jusqu'à minuit.

14. — Le matin T. : 37°9, expectation ; soir T. : 38°8, un cachet, température une heure après 37°2, sueur.

15. — Température dépasse 38°, demande à manger.

16. — T. : 37ʰ7, potage léger.

17, 18, 19, 20. — Même état, il se lève un peu les 21, 22, 23, 24, 25.

26. — Écart de régime, la fièvre reprend. P. : 96, T. : 39°, pas de nourriture solide, lavement, lait.

27. — Même état.

28. — T. : 39°3, antipyrine après deuxième cachet. T. : 36°5, sueurs profuses.

29, 30, 31. — La température ne dépasse pas 37°6, la langue reste rouge, P. : 90, ventre est encore douloureux ; lait jusqu'au 15 septembre. Convalescence.

Observation XXXI

(1892)

Fièvre typhoïde. — Tuberculose. — Décès

B... (Marie), trente-huit ans, tempérament lymphatique, constitution très délicate. A les voies digestives malades depuis plusieurs années. Ne digère bien que lorsqu'elle va à la campagne. A souvent des névralgies. Se trouve plus fatiguée depuis le 15 août.

Appelé le 2 septembre.

Névralgie faciale, vomissements. N'a pas reposé depuis plusieurs jours. P. : 100. T. : 38°6. Antipyrine.

2. — L'antipyrine a calmé la douleur pendant sept à huit jours ; elle reparaît ensuite.

3. — Elle prend un caractère intermittent.

Sulfate de quinine. P. : 100. T. : soir, 39°.

4. — Langue un peu rouge sur les bords. Céphalalgie sus-orbitaire. Bourdonnements d'oreilles. Ventre douloureux à la pression. P. : 100. T. : matin, 39°4 ; soir, 40°. Constipation. Purgatif. Selles fétides, fuliginosités. Râles sibilants. T. : matin, 39° ; soir, 40°. Sulfate de quinine.

6. — Soubresauts des tendons. Subdélirium. P. : 110. T. : matin, 39°2 ; soir, 39°8. Pouls très faible. Teinture de kola.

7, 8. — Même état. La langue est très rouge, je suspends le traitement. Lait.

9. — T. : matin, 39° ; soir, 39°2. P. : 110.

10. — Exacerbation le soir. Antipyrine 1 gramme en trois cachets, amène des sueurs qui affaiblissent la malade. Je la suspends.

11. — T. : matin, 39° ; soir, 40°2. Sulfate de quinine.

Les exacerbations disparaissent dès qu'on donne la quinine et reparaissent deux ou trois jours après l'avoir suspendue. Cet état persiste jusqu'au 10 octobre. La température varie de 38° à 38°5 ; le pouls varie de 110 à 120. Il est toujours très faible. Alternative de diarrhée, de constipation. Toniques.

Octobre. — Les forces se relèvent un peu à la fin d'octobre. La température varie de 37°5 à 38°. Pouls toujours fréquent. Demande à manger. Potages, œufs, viande grillée.

Novembre. — Même état pendant tout le mois de novembre. Elle se lève un peu chaque jour.

5 décembre. — Elle est prise en se couchant d'une douleur très vive sous le sein droit. Pas de matité, pas de signe de congestion.

Je trouve la respiration un peu soufflante et rude au sommet droit. Sinapismes *loco dolenti*. Teinture d'iode au sommet.

4

6. — La douleur a disparu. Toux fréquente. Submatité dans la fosse sus-épineuse.

7. — Pointes de feu.

Quelques jours après, j'entends quelques craquements. Respiration supplémentaire à gauche. La fièvre se rallume.

20. — L'appétit disparaît. La toux augmente. Une tuberculose s'est déclarée. La malade meurt à la fin janvier.

Lotions froides

Avant d'entamer l'exposé de la méthode de balnéation, nous ne pouvons passer sous silence un autre moyen antithermique fort prôné au début du traitement de la dothiénenterie par l'eau.

Nous voulons parler des lotions froides.

Nous les avons employées une première fois dans l'observation si nettement relatée plus loin (obs. XXXIII), où nous les appliquâmes sur l'avis d'un de nos confrères. Elles ne donnèrent aucun résultat; nous y trouvâmes, au contraire, des inconvénients très grands, inhérents aux difficultés d'installation du malade à la campagne et que nous avons relatées au début de ce chapitre (p. 20).

Ce moyen est peut-être pratique dans un service hospitalier ou dans les familles aisées, chez lesquelles on peut faire l'affusion dans un autre lit que celui occupé continuellement par le malade. Mais, à la campagne, on s'expose, par suite de l'insuffisance des lits, à faire coucher son malade sur des draps ou des matelas continuellement humides, conditions évidemment défavorables pour l'hygiène de la peau du typhoïsant et qui le prédispose sûrement aux rougeurs et aux eschares.

Nous donnons une observation, dans laquelle nous avons employé ce moyen, qui nous a donné un bon résultat. Le malade a guéri, mais il se trouvait dans cette catégorie des familles aisées, et on pouvait le changer de lit après chaque affusion.

Nous pouvons donc dire, en thèse générale, qu'à la campagne les affusions froides devront n'être prescrites qu'après s'être enquis de la possibilité de faire coucher le malade à sec après chaque séance.

Observation XXXI

(1883)

Fièvre typhoïde. — Affusions froides. — Guérison

10 octobre. — B... (E.), onze ans. Très nerveuse, se plaint depuis plusieurs jours de douleurs très vives à la nuque. Troubles de la vue et de l'ouïe; elle dort très peu et se réveille en poussant des cris déchirants. Ventre aplati assez douloureux. Langue un peu sèche. Les pupilles sont un peu contractées et se dilatent lentement. Poitrine, rien. Constipation. P. 80. T.: 39°5. Purgatif: calomel.

11. — Même état. T.: soir, 40°.

Nouveau purgatif. Vésicatoires aux cuisses à enlever dès que la rubéfaction s'est produite.

12. — Céphalalgie sus-orbitaire très intense. Langue sèche. Fuliginosités. Délire. Soubresauts des tendons. P. 80. T.: 40°3. Affusions froides acidulées chaque deux heures.

13. — État stationnaire. P. 100. T.: 40°2.

14. — N'a fait que crier toute la nuit. P. 100. T.: 40°2. Affusion chaque heure.

15. — Continuer jusqu'à ce que le thermomètre soit au-dessous de 37°5. La mère, femme très courageuse et très intelligente, est chargée de ce soin.

16. — J'attends deux heures après la dernière lotion. P., 100. T.: 39°8. Continuation: lait, bouillon, la nuit.

17. — P., 100. T.: 39°8. La nuit a été plus calme. A un peu de repos. Le délire continue. Subresauts des tendons persistent. Bromure de camphre. Même traitement.

18. — Même état, mais délire diminue. Même température.

19. — La malade se réveille un peu et reconnaît les personnes autour d'elle.

21. — P. 90. T.: 39°. Plus de soubresauts des tendons.

22. — P. 90. T.: 38°8. A moitié réveillé tout d'un coup, hallucinations.

23. — Inquiétudes. P. 100. T.: 38°8. Antispasmodiques par la bouche et en lavement. Calme dans l'après-midi.

24. — La nuit a été bonne. P. 80. T.: 38°6. Lotion toutes les quatre heures. État s'améliorant chaque jour.

Convalescence à la fin du mois.

3° CAS GRAVES

Il est enfin certains types de la maladie où l'expectation n'est pas de mise, vu la gravité des symptômes observés. L'antipyrine, la quinine, ne donnent de plus dans ces cas aucun résultat appréciable, permettant de baser une indication active sur ces auxiliaires dont nous avons vu, au contraire, l'efficacité dans les cas précédents.

A ces malades nous appliquons, sans retard et sans tergiversations inutiles, la méthode des bains dont nous allons donner la technique, telle que nous l'avons établie, en nous basant sur les résultats obtenus dans notre clientèle.

Nous avons assisté à l'évolution de cette méthode thérapeutique. Nous avons pu suivre les luttes acharnées (1), nous pouvons le dire, des partisans de la méthode de Brand pure

(1) Voir *Soc. méd. des hôp.*, 1877, et *Académie de méd.*, 1883.

et des abstentionnistes, puis celles entre les partisans du bain froid et du bain tiède, et nous pouvons dire ici que, lancé dans la pratique, nous avons été au début assez perplexe avant d'arriver à une règle, à une formule pratique de l'emploi du bain froid et du bain tiède.

Considérant cependant que le bain agit surtout en soustrayant la chaleur, agit donc comme antithermique, voici la règle pratique à laquelle nous nous sommes arrêté et que nous avons toujours appliquée.

La nécessité du bain étant indiquée, nous donnons un premier bain, pour ainsi dire d'épreuve (28° ou 30°) et d'un quart d'heure de durée.

La température est relevée avant et après le bain, ainsi que trois heures après.

A ce moment, si la température est remontée, et ce fait se produit généralement, nouveau bain à 30°.

Après ce nouveau bain, si la température revient à son point de départ, nouveau bain à une température un peu plus basse (26°), et de même durée.

Nous renouvelons le bain toutes les trois heures, en maintenant la température de l'eau à 25°, afin d'obtenir un abaissement prolongé de la chaleur constaté thermométriquement trois heures après le bain.

L'expérience nous a appris que, si la température revient au point de départ après quelques bains donnés de cette façon, il fallait, pour pouvoir obtenir un résultat antithermique, les continuer d'une façon régulière (de trois en trois heures) pendant plusieurs jours.

Dans d'autres cas, au contraire, nous avons obtenu un abaissement très sensible après plusieurs bains, et dans ces cas nous les espaçons et ne les prescrivons que toutes les cinq à six heures. Il est bien entendu que, pendant tout le temps du bain, une affusion froide est faite sur la tête du

malade avec de l'eau à 20°, afin d'éviter les congestions cé-
phaliques.

Nous ne faisons exception à cette règle que dans les formes ataxo-adynamiques, où, d'accord avec la plupart des clas-
siques, nous ne donnons que des bains tièdes ; à 30° ou 32°, la
réaction étant alors presque toujours très lente, et les dan-
gers de congestion céphalique étant trop considérables pour
chercher à les provoquer. De plus, l'effet sédatif est pour eux
bien plus considérable.

Reste à indiquer la technique de ces bains ; elle est à peu
de chose près identique à celle suivie dans les hôpitaux par
les médecins partisans du bain.

Il n'y a que de légères différences tenant au milieu dans
lequel nous pratiquons, différences qui ne sont pas, du
reste, pour augmenter la facilité de leur application.

Nous employons, pour les donner, la baignoire, ustensile,
on en conviendra bien, nouveau pour la campagne ; aussi les
quelques-unes que nous possédons parmi notre clientèle se
prêtent-elles de famille à famille.

Pour avoir l'eau chaude nécessaire, les médecins d'hôpital
ou de ville ne sont nullement embarrassées ; le premier en a
toujours sous la main, le deuxième s'adresse à un établisse-
ment de bains qui le lui fournit. A la campagne, l'eau se chauffe
au chaudron et on comprend que pour élever, en hiver par
exemple, la température de l'eau à 25° ou 30°, il faut encore
une certaine quantité d'eau chaude. Nous insistons sur ces
difficultés dont le praticien destiné à exercer à la campagne
ne se doute nullement, afin de le mettre en garde lorsqu'il
voudra appliquer la méthode de balnéation.

Nous ne parlons pas des difficultés que nous avons eu à
vaincre au début, difficultés provenant des préjugés inévitables
de la famille du malade contre la balnéation d'un fébricitant.

Ces difficultés paraissaient d'autant plus sérieuses, que nous avons été un des premiers, croyons-nous, à chercher à appliquer ce traitement à la campagne. Durant notre internat à l'hôpital de Nîmes, nous en avions vu les premiers essais et constaté les succès remarquables qui les avaient suivis; aussi insistâmes-nous, à propos du premier cas qui se présenta à nous, pour que le traitement fût accepté.

Nous donnerons ci-après l'observation de cette malade, telle que nous la rédigeâmes au même cours de la maladie, et de cette lecture ressortira ce que nous venons de dire sur la difficulté de faire accepter un traitement barbare au premier abord.

Le succès qui suivit l'application de la méthode de Brand (que nous suivions alors rigoureusement) fut vite connu, et dans les cas qui nous furent soumis plus tard, non seulement nous n'eûmes pas de peine à instituer ce traitement, mais encore dans bien des familles la balnéation nous fut-elle demandée, et quelquefois, bien que l'indication des bains fût nette, nous dûmes refuser pour des raisons que nous allons donner.

En effet, la méthode de balnéation que nous venons d'indiquer nécessite de la part du médecin une surveillance active, chose qui n'est pas toujours facile à la campagne. Nous ne voulons certes pas parler ici de la température du bain : pour cela un thermomètre à bain, dont nous indiquons le maniement à la famille, nous permet de les donner à la température voulue ; cette difficulté se résout très facilement.

Nous voulons parler de la surveillance du bain et de son indication.

Ainsi qu'on l'a vu plus haut, — et nous demandons pardon à nos lecteurs d'insister sur ce point, que nous considérons comme *très important*, — ainsi qu'on l'a vu, disions-nous, le nombre des bains, leur degré de chaleur, le temps qui les sépare, sont indiqués au médecin par la marche de la température relevée trois heures après le bain,

Nous croyons avoir fait comprendre, en quelques lignes résumant notre *modus faciendi*, les principes qui nous régissent dans l'emploi des bains. La lecture de ce passage doit, croyons-nous, avoir bien fait comprendre la nécessité d'une *surveillance minutieuse*, qui ne peut être faite que par le *médecin lui-même.*

Aussi, lorsque nous donnerons plus loin les résultats de cette thérapeutique, ne devra-t-on pas s'étonner des différences *énormes* (nous pouvons employer cette expression) qui existent entre les malades traités à Marguerittes, où nous résidons, et les malades traités aux environs.

Les premiers sont pour ainsi dire sous nos yeux ; les autres ne sont vus par nous que plus rarement.

Qu'en résulte-t-il ? C'est que, dans la première catégorie, nous avons eu presque autant de succès que de cas (les insuccès que nous avons éprouvé devant d'ailleurs être mis sur le compte d'autre chose que la dothiénenterie). Dans la deuxième, au contraire, l'insuccès est la règle, et vient confirmer ce que nous avancions plus haut sur la nécessité d'une surveillance très active.

Voici ces observations de dothiénentériques traitées par les bains. Nous les classons, comme nous le faisions pressentir plus haut, en cas observés ou suivis attentivement pas à pas, et en cas observés plus rarement, afin de faire ressortir ce que nous venons d'avancer.

a). — CAS SURVEILLÉS

Observation XXXII

(Marguerittes, 1879)

Fièvre typhoïde grave. — Bains froids. — Guérison

10 septembre — G... M..., vingt ans, taffetassière. Fatiguée depuis une vingtaine de jours. Couchée depuis quatre

jours. Céphalalgie intense. Bourdonnements d'oreilles, douleur dans la fosse iliaque droite. Langue saburrale. Respiration fréquente. Pas de bruits anormaux. P. : 100. T. : 40°.

11. — Purgatif. T. : 40°. P. : 100.

12. — T. : matin, 39°8. Sulfate de quinine. T. : soir, 40°1. Soubresauts des tendons.

13. — T. : matin, 40° ; soir, 40°3. P. : 110. Quelques râles sibilants dans la poitrine. Subdélirium.

14. — La langue est sèche. Fuliginosités aux dents et aux gencives. 36 inspirations. P. : 110. T. : matin, 40°2 ; soir, 40°5. Diarrhée.

15. — Même état. Lavements froids.

16. — Surdité complète. La langue est râpeuse. La malade parle avec difficulté. Délire. Insomnie complète. P. : 116. T. : matin, 40°4 ; soir, 40°8.

17. — L'état s'aggrave de plus en plus. 40 inspirations. P. : 120. T. : matin, 40°6 ; soir, 41.

Bouche remplie de muguet.

18. — État encore plus grave, 41°3. La malade est dans le coma. Je propose les bains et demande une consultation. Le Dr Pleindoux, appelé, considère la malade comme perdue à bref délai. Sur ma proposition de donner des bains froids, il observe que, vu l'état si grave, la malade peut succomber dans le bain et qu'on ne manquerait pas d'attribuer cette mort au traitement. Sur mes instances, il se décide à faire des lotions froides. Il était deux heures de l'après-midi. T. : 41°5. La malade est placée sur un lit, toute nue. Je lui fais des lotions avec une grosse éponge pendant cinq minutes. Je les renouvelle toutes les heures. A cinq heures, la température ne s'est abaissée que de 0°2 ; elle est à 41°3. P. : 138. 48 inspirations.

Je préviens la famille du danger imminent et leur ajoute,

qu'en désespoir de cause, il faut tenter les bains, leur disant bien que la malade peut succomber. Elle s'y décide.

Je fais préparer un grand bain à 20°. Avant d'y plonger la malade, le père, la mère, le frère et la sœur viennent l'embrasser, croyant lui faire leurs derniers adieux (tableau saisissant que je n'oublierai jamais). On l'apporte dans le bain, et je fais verser de l'eau froide sur la tête. Je surveille le pouls que je sens à peine. Au bout de douze minutes elle ouvre les yeux et je peux lui faire sortir la langue. Trois minutes après elle est sortie du bain et transportée sur son lit.

Elle est à peine séchée, à part les jambes qui sont enveloppées dans une couverture de laine préalablement chauffée. Elle grelotte à tel point qu'on ne peut tâter le pouls. Elle tousse et crache. Bouillon.

T.: 36°5 ; à sept heures, T.; 38°. Pouls, 110.

30. — T. huit heures : 39°5 ; à neuf heures, température : 41°. Deuxième bain.

Je fais renouveler les bains chaque trois heures, me conformant à la méthode de Brand.

19. — La température varie entre 40° et 40°5. Bain toutes les trois heures.

20. — Même traitement. La température ne varie que de quelques dixièmes de degrés.

21. — Même traitement, la réaction se fait toujours rapidement, la température ne dépasse pas 40°. P.: 100.

22. — Respiration parfaite et large, surtout en sortant du bain, la langue est très humide mais elle devient sèche deux heures après.

23. — Même état. Même traitement.

24. — Dans la matinée ne peut rester quatre heures sans donner de bain, la réaction est plus lente.

25. — T.: 39°5, quatre heures après le bain.

26, 27, 28, 29, 30. — La température se maintient toujours à 39°. Bain toutes les quatre heures.

1, 2, 3, 4, 5, 6, 7, 8 octobre. — Quatre bains par jour.

9, 10, 11, 12. — Un bain par jour. La température n'arrive pas à 39°. Le pouls est faible et fréquent, respiration normale, Aucun bruit, deux selles par jour. La malade ne veut plus se mettre dans l'eau, elle croit n'avoir pris que quelques bains.

Bouillon, lait, suc de viande, extrait de quinquina.

Bains définitivement supprimés le 14.

Convalescence très longue et dure tout l'hiver, douleurs dans les jambes. Reprend son travail au mois de février.

Nous donnons cette première observation avec tous ses détails, tels que nous les avons notés au fur et à mesure du traitement; ce cas, le premier auquel nous ayons appliqué les bains froids, est celui auquel nous devons d'avoir pu appliquer ce même traitement dans la suite à d'autres typhoïsants, c'est à ce titre qu'il est resté gravé dans notre souvenir et que nous y insistons avec plaisir.

Observation XXXIII

(Margueritte, 1889)

Fièvre typhoïde grave. — Bains froids. — Guérison

23 septembre. — P... P., douze ans, se trouve malade en même temps que son frère, présente divers symptômes de fièvre typhoïde. Céphalalgie, langue saburrale, quelques troubles visuels, douleur dans la fosse iliaque, épistaxis, etc.

T. : 38°6, elle s'élève insensiblement et atteint 39°8. Le 26 au soir, je donne les bains froids toutes les quatre heures. Il faut le mettre de force dans l'eau et il ne fait que pleurer tout le temps. Et pourtant il se trouve très bien. L'état s'améliore chaque jour, entre en convalescence le 8 octobre.

Observation XXXIV

(1879)

Fièvre typhoïde grave. — Bains froids. — Guérison

21 septembre. — P... J., dix-sept ans, cultivateur, fatigué depuis quinze jours, couché depuis trois jours, a eu deux épistaxis à deux jours d'intervalle.

Décubitus dorsal, céphalalgie très intense, bourdonnement d'oreilles, langue sèche et rouge sur les bords et à la pointe, quelques râles sibilants disséminés.

Douleurs dans la fosse iliaque droite assez vives à la pression. Insomnie, cauchemars, diarrhée.

Pouls fréquent 100 et faible température le soir 40°3.

22. — N'a pas dormi de toute la nuit et a été très agité. Subdélirium, P.: 100 ; T.: 40°, face congestionnée, respiration fréquente, ventre météorisé, soubresauts des tendons, fomentations sèches aux jambes, compresses froides sur la tête. Cataplasmes froids sur le ventre, fuliginosités.

Le soir T. : 40°5 ; P. : 110. Narines pulvérulentes.

Pressentant une fièvre typhoïde très grave, je préviens la famille et conseille les bains froids pour le lendemain ; langue très râpeuse.

23. — Délire pendant la nuit. P. : 110 ; T.: 40°5.

A huit heures du matin bains d'après la méthode de Brand, malade très peu impressionné, ne commence à trembler qu'au bout de douze minutes. La langue devient humide.

En le mettant au lit, il se trouve très bien. Le regard est clair. Compresses sur la tête ; les jambes et les pieds sont enveloppés dans une couverture de laine bien chaude (c'est une précaution prise dans tous les cas où je prescris les bains). Bain toutes les trois heures. T. : 40°.

Trois heures après le bain, journée plus calme.

Un peu de sommeil la nuit.

24. — T.: matin, 39°6 ; P. : 100.

La réaction se produit plus lentement. Bains toutes les quatre heures.

T. : soir, 40°2.

25. — Langue humide, quelques râles sibilants ; à partir de minuit, le malade a été calme. Il faut le réveiller pour aller au bain. P. : 90 ; T. : 39°. Bain à huit heures.

T. : à dix heures, 38°2 ; à midi, 38°6 ; à deux heures, bain. Bain à sept heures du soir et à minuit.

26, 27, 28. —Amélioration chaque jour, demande à manger, trois bains par jour.

29, 30. — Deux bains par jour. Entré en convalescence le 3 octobre.

Observation XXXV

(Marguerittes, 1882)

Fièvre typhoïde. — Bains froids. — Guérison

30 juillet. — B... (Henri), dix-neuf ans, éprouve depuis trois semaines de la lassitude ; se trouve fatigué, pas d'appétit, a saigné du nez plusieurs fois, se plaint d'une douleur très vive à la nuque, il lui semble qu'on lui a donné des coups de bâtons. Il dort mal et a des cauchemars.

Décubitus dorsal. Réponses brèves. Langue saburrale. Pouls mou à 90°. T. : matin, 39°. Ventre douloureux, surtout à la fosse iliaque droite. Troubles de la vue. Constipation. Purgatif qui soulage. T. : soir, 39°2.

Même état le soir, 39°2.

1er août. — Pas de selles, céphalalgie plus intense. Le soir, 40°3.

2. — Purgatif. Pas d'amélioration. Pouls, 100. T. : 40°5.

3. — Bains à 25°, bien supportés, renouvelés chaque trois heures. Lavements froids, matin et soir. Selles chaque fois.

4. — Température cède très vite.

5. — Même état du ventre. Céphalalgie disparue. T. ne dépassant pas 39°. Trois bains par jour.

6. — Même état du ventre. Céphalalgie disparue. T. ne dépassant pas 39°. Trois bains par jour.

7. — Deux bains. T. : matin, 38°5 ; soir, 39°.

10. — Deux bains. T. : matin, 38°5 ; soir, 39°.

Entré en convalescence le 18.

Observation XXXVI

(Marguerittes, 1888)

Fièvre typhoïde grave. — Bains à 25°. — Guérison

19 novembre. — M... (Joséphine), vingt-trois ans, fatiguée depuis quinze jours, attribue cette indisposition à un froid pris en allant voir une 'voisine, morte de fièvre typhoïde. Forte impression. Elle dort mal, depuis elle rêve. Céphalalgie frontale et occipitale. Plus fatiguée le soir. Frissons vers deux heures. A eu de la diarrhée plusieurs fois. Constipation depuis quatre jours. Douleurs fosse iliaque droite. Décubitus dorsal. T. : matin, 38° ; soir, 39°2. Purgatif le 19 au soir.

20. — Sulfate de quinine 0,90 en trois cachets. Mieux le soir.

21. — T. : matin, 38°8 ; soir, 39°2. Lavement et sulfate de quinine.

25. — Épistaxis survenant au milieu de la nuit. Rien ne l'arrête et on me fait lever à quatre heures du matin. Perchlorure de fer. Je suis obligé de tamponner ; pouls très faible et fréquent. Boissons froide. Bouillon. Lait. Quinine. Sinapismes aux jambes.

26. — Amélioration. T. : matin, 38°8 ; soir, 39°5. Râles sonores dans la poitrine, sous-crépitants à la base. Sulfate de quinine.

27. — T. : matin, 40 ; soir, 40°5. Troubles de la vue et de l'ouïe. Délire. Respiration fréquente et engouée. Sulfate de quinine.

28. — État s'aggrave. Langue sèche, rapeuse. Délire continuel. Pouls, 120. T. : 40°3. Bains à 25° toutes les quatre heures.

29-30. — Même traitement. Délire. Prend difficilement les bains.

Décembre. — On ne peut donner que quatre bains par jour. Les symptômes s'amendent insensiblement. La température s'élève lentement, mais elle dépasse toujours 39°. Elle repose quelques heures dans la nuit, surtout après le bain qui est donné à minuit, jusqu'au 15 décembre.

15. — Dès qu'elle est dans le bain, elle se sent mal et on est obligé de la retirer immédiatement. Cela se renouvelle trois fois dans la journée.

16. — On suspend les bains et le vin. La température est à 39°5. Respiration parfaite. Le matin elle est assez simple. Bouillons chaque trois heures. Vin de quinquina. Eau vineuse.

17. — T. : matin, 38° ; soir, 39°. Sommeil.

18. — T. : matin, 38°5 ; soir, 38°8.

19. — T. : matin, 37°6 ; soir, 38°8. Même dose que la veille. Convalescence, 23 décembre.

Observation XXXVII

(Marguerittes, 1881)

Fièvre typhoïde grave. — Bains à 28°. — Guérison

15 juillet. — P... J., douze ans, céphalalgie très intense, dort peu depuis plusieurs jours ; a de la diarrhée ; anorexie ;

langue sèche ; ventre très douloureux. Pouls, 100. T. : 39°5. Lavements. Expectation.

16. — T. : matin, 39°5 ; soir, 40°. Râles sibilants. Sulfate de quinine. Résultat négatif.

17. — T. : matin, 40° ; soir, 40°3. Fuliginosités, surdité, ne répond presque pas. Bain le soir à quatre heures, à 30° (15 minutes), renouvelé à huit heures et minuit.

18. — Six heures du matin, T. : 39°8. Bain à 28° chaque trois heures. T. : le soir à neuf heures 39°5, trois heures après le bain.

19. — Bain chaque quatre heures (28°), continués jusqu'au 24. T. : 38°7, cinq heures après le bain.

25. — Un bain le matin, un à trois heures, un à neuf heures du soir. Sommeil la nuit.

27. — Un bain le soir jusqu'au 30. Convalescence le 1er août.

Observation XXXVIII

(Marguerittes, 1882)

Fièvre typhoïde, ataxo-adynamique. — Bains à 28°. — Guérison

D... E., vingt-cinq ans, mariée depuis trois ans. Malade depuis le 29 septembre. Alitée le 11 octobre.

12. — Douleur très vive à la nuque, s'irradiant dans les épaules, troubles visuels. Insomnie, bourdonnements d'oreilles, épistaxis. Pas de râles. Pouls fréquent 100. T. : soir, 39°5.

13. — Ventre légèrement météorisé. Nuit très agitée. A peine ferme-t-elle les yeux, qu'elle voit des chiens, des loups, ou des hommes qui vont la prendre. Bromure de potassium, lavements d'assa fœtida ; le soir à cinq heures T. : 40°. Pouls, 100. Les accidents nerveux prédominent. Délire la nuit. Pas le moindre sommeil.

14. — L'agitation est plus grande. Contracture des muscles du bras droit. Soubresauts des tendons. Diarrhée. Les troubles cérébraux augmentent. Le ventre est souple. Rien dans la poitrine. Je prescris les antispasmodiques. Bromure. Assa fœtida. Potion avec musc et castoreum. Le pouls est à 100. Température reste la même.

15. — Même état.

16. — A deux heures après-midi, délire furieux, elle veut s'échapper de son lit, elle voit autour d'elle des assassins ; le pouls est de plus en plus fréquent. Il est impossible de prendre la température, tellement l'agitation est grande. J'hésite à donner le bain froid, et prescris un bain à 28°. A trois heures elle est mise dans l'eau, maintenue avec peine, mais se calme au bout de dix minutes. Deuxième bain à sept heures, elle est bien moins agitée et y reste dix-huit minutes. Troisième bain à minuit, calme à partir de deux heures du matin.

17. — Trois bains par jour, le pouls est à 90°. Température à 39°, a conservé un tremblement de la main droite qu'elle ne peut porter à la bouche.

18. — Troubles nerveux amendés. Repose de temps en temps, mais ne supporte personne dans la chambre.

Même traitement.

19. — Température variant de 39° à 39°5.

20. — On ne donne que deux bains toujours, à 28°.

Le même traitement est continué jusqu'au 1er novembre. La malade entre en convalescence, qui est très longue. On est obligé de la faire manger. Elle ne peut pas porter la main droite à la bouche. Ce n'est qu'un mois après qu'elle commence à peine à manger.

Reprend son travail au mois de février.

Observation XXXIX

(Marguerittes, 1885)

Fièvre typhoïde grave. — Bains à 28°. — Guérison

19 juin. — J. B.. dix-neuf ans. Fatigué depuis un mois, au lit depuis la veille. Décubitus dorsal. Face congestionnée, bourdonnements. Troubles de la vue. A eu des épistaxis. Constipation. Douleur dans la fosse iliaque droite. Insomnie. Purgatif. P. 90. T.: 39°5.

20. — T.: matin. 39°3; soir, 40°. Subdélirium. Insomnie. Sulfate de quinine. Résultat nul.

21. — T.: matin, 40°; soir, 40°3. Sulfate de quinine.

22. — Bain chaque quatre heures à 28°, très bien supportés. Céphalalgie.

23. — T.: 39°5. Même traitement. Lavements froids phéniqués.

24. — T.: 39° à 39°4. Quatre bains.

25, 26, 27. — Trois bains seulement. La température ne dépasse plus 39°. Les symptômes s'amendent.

28, 29, 30. — Deux bains. T.: 38°6, à partir du 1er juillet. Pas de bains.

4 juillet. — T.: 38°. Potages, quinquina. Il se lève le 5.

7. — Pouls fréquent. T.: 37°5. Constipation, lavement, bruit de souffle dans les gros vaisseaux, les malléoles enflées le soir, œdème des jambes. Toniques. Urines rares. Diurétiques, digitale, lait.

L'état s'améliore sensiblement.

Convalescence à la fin du mois, qui a duré au moins deux mois.

Guérison complète au mois d'octobre.

Observation XL

(Marguerittes, 1887)

Fièvre typhoïde grave. — Bains à 30°. — Guérison

Août. — C... (H.), vingt-deux ans. Sérieusement fatigué depuis quinze jours, ne travaille pas, couché depuis le 16. Je suis appelé le 19; on l'a fait suer la veille; il a pris des boissons chaudes stimulantes.

Face très congestionnée, décubitus dorsal, répond mal aux questions qu'on lui pose, entend mal, se plaint de ne pas y voir clair, a déliré la nuit, langue sèche. Pouls à 100. T.: matin, 39°4; soir, 39°8. Diète, boissons froides, compresses froides sur la tête, sinapismes aux jambes.

20. — Même état.

21. — Ventre météorisé, douleur de la fosse iliaque droite, gargouillement, diarrhée, râles sibilants.

22. — Même état. T.: matin, 39°9; soir, 40°5.

23. — Même état. Sulfate de quinine, lavements froids, résultats négatifs.

24. — T.: 40°. Lotions froides chaque deux heures. T.: soir, 40°5. P., 110. Nuit très agitée. Délire. Râles muqueux.

25. — Bains à 30° toutes les trois heures. Nuit plus calme. Même température. Tousse et crache en sortant du bain.

26. — Bains à 28°. La température ne dépasse pas 40°. Dans la journée, le malade va au bain en le soutenant.

27. — Le calme continue. Même température. Pétéchies aux fesses. Poitrine améliorée.

28. — Bains à 25°. Réaction plus lente. Bain toutes les quatre heures. Bouillon après chaque bain, vin de quinquina dans l'intervalle, compresses froides sur la tête. Deux lavements par jour.

29, 30, 31.—Même traitement.

1er septembre. — Température de 39°9 à 39°6. P. 100. Délire a disparu. Pouls toujours faible.

2. — Bains quatre fois à 39°. Tousse un peu en sortant du bain. Respiration large : pas de bruit.

3, 4. — Trois bains.

5, 6. — Un bain. T.: 38°5.

Le malade entre en convalescence dans les premiers jours d'octobre.

Observation XLI

(1890)

Fièvre typhoïde. — Bains. — Tuberculose. — Mort

3 mai. — M... M., vingt-sept ans, mariée, a sevré son enfant au mois d'avril. Fatiguée, se plaint d'une douleur très vive à la nuque, a des vertiges dès qu'elle s'assied sur le lit, envie fréquente de vomir, langue rouge et sèche, bourdonnements d'oreilles. T.: 39°7. P. 90. Auscultation négative, ventre douloureux, léger purgatif.

Lavements antiseptiques.

4. — Même état. T.: soir, 40°.

4. — Sulfate de quinine. Même état.

6. — Sulfate de quinine. Même état. Soubresauts des tendons.

7. — Bains à 28° chaque quatre heures.

8. — Bains à 28°. T.: 39°2. Continuation.

9. — Bains. Elle se réchauffe difficilement, bains à 30°.

10. — Amélioration, continuation des bains jusqu'au 20. Elle se refroidit, se met à tousser, respiration un peu rude au sommet.

T.: matin, 38°8 ; soir, 39°.

21. — Même état.

22. — T.: matin, 38°4 ; soir, 38°6. Toux persistante, teinture d'iode aux deux sommets.

25, 26. — Même état.

28. — Quelques craquements au sommet droit sueurs nocturnes. Toux pénible, pommette rouge à droite, légère fièvre qui persiste et résiste à l'antipyrine et au B. de quinine, toniques reconstituants, rien ne fait, l'état s'aggrave insensiblement jusqu'au 19 mai. Douleur très vive à la tête, strabisme, constipation, méningite tuberculeuse. Morte le 23 mai.

Observation XLII

(Marguerittes, 1884)

Fièvre typhoïde. — Bains froids. — Tuberculose. — Décès

Juin. — F..., dix-huit ans, cordonnier, éprouve depuis une quinzaine de jours une grande lassitude, il n'a pas d'appétit et repose très mal. Je le vois le 6 juin, je trouve un peu de fièvre. Pouls, 84. T.: 38°6. Céphalalgie, langue saburrale, un peu rouge au milieu, il tousse un peu, constipation. Bouillon, lait. Léger purgatif.

7. — Il garde le lit. Même état jusqu'au 9.

9. — La température est à 39° le soir. Il y a de la diarrhée, douleur dans la fosse iliaque droite, gargouillements, râles sibilants disséminés.

10. — Même état.

11. — Rien de particulier.

14. — T.: matin, 38°9 ; soir, 39°7.

15. — Sulfate de quinine le matin, exacerbation le soir moins accentuée.

16. — Sulfate de quinine.

17. — T.: matin, 39°4 ; soir, 39°8.

18. — T.: matin, 39°8 ; soir, 39°9.

19. — Sulfate de quinine. T.: matin, 39°8 ; soir, 40°.

20. — Nuit agitée, insomnie, langue sèche, râles dans toute la poitrine, sous-crépitant à la base, surtout à droite.

21. — T.: matin, 40°; soir, 40°2. P.: 100. Inspiration, 36. Le délire augmente chaque jour, la langue est sèche, fuligi-nosités, taches rosées lenticulaires.

22. — Bain méthode de Brand. Dès le 25, les symptômes s'amendent. Bains 3 fois par jour, 1 le matin, 2 le soir.

29. — La température s'abaisse à 38°6 le matin, 39° le soir quatre heures après le bain. Il y a toujours des râles marqués à la base ; pas de bain le matin du 30, le soir.

1er juillet. — Point de côté à droite, cataplasme sinapisé, pas de bain.

2. — La douleur s'accentue, frottements pleuraux, injec-tion de morphine ; le pouls est plus fréquent.

4. — Matité à la base, épanchement pleurétique à droite, vésicatoire.

État général mauvais. Tonique, lait.

5, 6, 7, 8. — Même état.

9. — Respiration fréquente, épanchement plus considérable, œgophonie; pouls fréquent et faible. Digitale. Teinture d'iode sur tout le côté.

12. — L'épanchement se résorbe insensiblement. Rudesse de la respiration au sommet. Pommettes rouges.

Fièvre persiste. L'état du sommet empire chaque jour, fièvre avec exacerbation le soir, sueur le matin, sulfate de quinine, quinquina. Résultats négatifs, on entend des craque-ments au sommet. Malade meurt le 28 juillet de tuberculose, méningée.

Dans les onze observations que nous venons de rapporter, on voit que nous avons obtenu de réels succès; des fièvres graves, avec élévation de température considérable, ont vu tout d'abord leur chiffre thermométrique abaissé, premier point important pour le malade, puis les symptômes généraux s'amender et enfin la convalescence s'établir.

Les quatre premières observations sont à ce point de vue très nettes.

Les quatre suivantes, traitées par des bains moins refroidis (à 28°), ont guéri aussi, bien que les malades qui en font le sujet aient présenté des phénomènes nerveux variables en intensité; l'un d'eux même a réalisé la forme ataxo-adyna-mique, et chez lui, fidèle à nos principes, nous n'avons pas abaissé la température au delà de 28°; il a guéri.

La neuvième observation a trait de même à un malade présentant des phénomènes nerveux suffisants pour que nous n'ayons pas abaissé la température de son bain au-dessous de 30°; il a guéri.

Voilà donc neuf cas de dothiénenterie grave auxquels nous avons appliqué la méthode de balnéation, *sous nos yeux*, nous pouvons le dire, *et ils ont guéri*.

Restent les deux dernières observations dont les malades sont morts; mais, pour ces derniers, notre conduite thérapeutique ne peut être mise en cause; ils ont succombé à l'invasion de la tuberculose, fait, hélas! trop commun et bien connu d'ailleurs, à la suite de la dothiénenterie.

Si donc, arrivé à ce point de ce chapitre, nous jetons un coup d'œil d'ensemble, nous pouvons dire que tous les cas de dothiénenterie (réserve faite pour les deux morts par tuberculose consécutive), que tous les cas, dis-je, ont guéri. Mais ces malades étaient sous nos yeux, nous pouvions les surveiller de très près, et modifier, s'il y avait lieu, la façon dont était appliquée la méthode.

Ce traitement si efficace, à en juger par ce que nous venons de constater, serait donc à appliquer largement dans tous les cas de dothiénenterie.

Certes nous sommes, *en principe*, de cet avis, mais *en pratique de campagne* nous faisons une restriction qui a son importance.

C'est en nous basant sur les observations qui vont suivre que nous formulons ces restrictions.

Lorsqu'en effet nous ne pouvons surveiller notre malade, nous ne gardons plus aucune sécurité pour le résultat final.

Les malades qui font le sujet des observations qui vont suivre étaient dans ce cas; situés dans des localités souvent fort éloignées de Marguerittes, ils échappaient à notre contrôle suivi, et les résultats peu satisfaisants que nous avons obtenus sont peu favorables à l'emploi de ce traitement dans ces cas particuliers.

Voici ces observations :

b). — CAS NON SURVEILLÉS

Observation XLIII

(Poulx, 1887)

Fièvre typhoïde. — Bains. — Guérison

20 juillet. — V... E., vingt-deux ans, tempérament lymphatique.

Travaille à la campagne, couchée depuis quatre jours. Était fatiguée depuis une quinzaine de jours. Décubitus dorsal, aspect typhique caractéristique, troubles de la vue et de l'ouïe, respiration fréquente, râles muqueux, ventre ballonné, soupire lorsqu'on le presse surtout dans la fosse iliaque droite, urine avec peine.

P.: 100; T.: à trois heures du soir, 40°. Langue sèche, lavements froids, sulfate de quinine.

21. — Même état. T. : matin, 40° ; soir 40°3.

Sulfate de quinine, rien. Constipation, congestion cérébrale et pulmonaire. Calomel, vésicatoire aux cuisses, selles abondantes qu'elle ne se sent pas passer.

22. — Même état, lotions chaque deux heures.

23. — Un peu réveillée, même traitement.

24. — Un peu de mieux, même traitement.

25. — Épistaxis considérable, obligé de tamponner, glace sur la tête.

T. : 39°, respiration très fréquente, reprend lotion.

26. — T. : matin, 39°8 ; soir, 40°, lotion.

27. — Même état.

28. — T. : matin, 40°2 ; soir, 40°6. P. 120.

Bains à 28° toutes les trois heures, lotions.

29, 30, 31. — T. : matin, 39° ; P. 90.

1, 2, 3 août. — Quatre bains par jour. T. : 38°5, suspend les bains.

Amélioration se continue.

8. — Convalescence.

Se sert en tremblant de son bras droit, les muscles de la main sont un peu atrophiés, un peu de paralysie des extenseurs.

Septembre. — Électricité, bains sulfureux, frictions aromatiques sur tout l'avant-bras. Conserve de la faiblesse plusieurs mois.

Observation XLIV

(Poulx, 1887)

Fièvre typhoïde grave. — Bains. — Décès

2 septembre. — M.., dix-huit ans. Tempérament lymphatique. Fatigué depuis quinze jours. Début brusque. Céphalalgie. Troubles visuels et de l'ouïe. Ventre météorisé, doulou-

reux. Symptômes thoraciques nuls. Insomnie. Diarrhée. Langue sèche. P. 110. T.: 40°.

3. — Même état. P. 120. T.: 40°5.

4. — Bains à 30°. N'étant pas sur les lieux, la famille ne veut pas se charger de les donner. Je fais donner deux bains le matin et deux bains le soir.

5. — Même traitement jusqu'au 15. T.: 39°. Deux bains seulement.

16. — Temp.: 40°2. Je passe la nuit auprès du malade ; je fais donner un bain chaque trois heures à 25° et je ne le quitte qu'à dix heures du matin. La température ne descend pas à 39°.

Quatre bains par jour jusqu'au 22. T.: 39°5. Ne pouvant pas donner les bains nécessaires, je prescris le sulfate de quinine en attendant. Résultats absolument négatifs.

24. — Douleur à la région précordiale. Bruit de souffle. Pouls fréquent, irrégulier. Endocardite, myocardite. Digitale, vésicatoire. Reprend les bains.

25. — État aggravé. Le bruit de souffle s'accentue et couvre le second bruit qui est obscur.

27. — Épanchement dans le péricarde.

Mort le 30 septembre.

Je me promets de ne plus appliquer le traitement par les bains dans les localités où il me sera impossible de le surveiller.

Observation XLV

(Redessan, 1887)

Fièvre typhoïde à forme ataxique. — Décès

Juillet. — A. D., seize ans. Très nerveuse. Chorée à l'âge de douze ans. Se plaint de la tête depuis un mois. Épistaxis à deux reprises. Ne dort pas. Très agitée.

Appelé le 15. Langue sèche et rouge. Troubles très accentués de la vue et de l'ouïe. P., 110. T.: matin, 40°. Notre patient accuse une douleur à l'aine et entre les épaules. Quelques soubresauts des tendons. Poitrine, rien. Cœur désordonné. Respiration fréquente (symptômes de fièvre typhoïde). Sulfate de quinine, 1 gramme. T.: soir, 40°5.

17. — Même état. Même traitement.

18. — Purgatif. Sulfate de quinine. Résultats négatifs. T.: matin, 41° ; soir, 41°2. Soubresauts des tendons. Délire violent.

19. — Bain à 28° à sept heures du matin. Eau froide sur la tête toute la durée du bain. A la sortie, calme relatif. A dix heures, température 40°6 ; soir, à une heure, 40°2.

Je rentre à Marguerittes, recommandant à la famille de donner un bain chaque trois heures à la température de 39°.

20. — A sept heures du matin, température à 41°. Même état que la veille.

Je reste à Redessan jusqu'à trois heures du soir, faisant donner des bains à 24°, chaque trois heures. Malade plus calme. Température, 40° trois heures après le bain.

21. — Arrivé à sept heures. T.: 41°3. P. 140. Céphalalgie. Contracture.

Meurt à dix heures du soir.

Observation XLVI

(Saint-Gervasy, 1882)

Fièvre typhoïde. — Bains. — Décès

2 juin. — R..., maçon, trente-neuf ans, vient me trouver dans mon cabinet, le 6 juin. Il est fatigué depuis plusieurs jours et n'a pas d'appétit. Il se sent la tête lourde. Il dort très mal. La langue est saburrale. Constipé. Je prescris un purgatif salin

19. — Je suis appelé chez lui ; ce qui me frappe, c'est le décubitus dorsal. Facies et pommettes un peu rouges. Paupières tombantes. Respiration fréquente. Langue tremblotante et rouge. Poitrine remplie de râles sous-crépitants. Aux deux bases, râles crépitants fins à droite avec submatité. Il est allé consulter à Nimes, chez le docteur X..., qui a diagnostiqué « une fluxion de poitrine ». Le pouls a 100. T. : 39°8. On a appliqué un vésicatoire, la veille, qui n'a pas produit de soulagement. Ventre douloureux. Douleur fosse iliaque droite. Diarrhée fétide. Tout en reconnaissant les troubles respiratoires et la congestion pulmonaire, je préviens la famille. Diagnostic : fièvre typhoïde, même grave.

22. — Je demande une consultation avec le Dr X..., qui porte le même diagnostic : Fièvre typhoïde. P. 110. T. : 40°. Délire. Soubresauts des tendons. Prescription : sulfate de quinine, 1 gramme.

23. — P. 110. T. : 40°2. Sulfate de quinine. Rien.

24. — Délire plus violent. Langue râpeuse, fuliginosités. Surdité. Parle très difficilement. Soubresauts des tendons. Narines pulvérulentes. P. 120. T. : 40°5. Deuxième consultation. Prescrit bain froid.

25. — Je passe la nuit, bain chaque 3 heures. Tousse et crache dans son bain. Langue demeurant humide à la sortie. Respiration plus large. La base des poumons se dégage.

26. — T. : 40° trois heures après le bain. P. 110. Continuation.

27. — T. : 39°. R. 100. Quelques râles sibilants en sortant du bain.

28. — L'intelligence renaît. Bain quatre fois par jour confiés aux parents.

29. — T. : matin, 38°8. Je ne donne les bains qu'à cette température (recommandation expresse). T. : le soir, 39°. P. 90.

30. — Le malade meurt à cinq heures du matin. Il se trouve mal dans le bain. Demande lui-même à en sortir. On le transporte dans son lit. Il était mort.

Ici, résultats déplorables, telle est la caractéristique de ce groupe d'observations. Quatre cas, trois morts ! tant est grande la nécessité de surveiller le malade.

La deuxième observation de ce groupe, celle de Ma... (Louis), est à ce point de vue des plus instructives : appelé auprès de ce malade, la famille hésite à appliquer elle-même le traitement. Nous obtenons néanmoins deux bains le matin et deux le soir : une amélioration très légère et passagère se fait sentir, mais la température remonte bientôt. *Nous passons quinze heures auprès du malade,* le surveillant et appliquant nous-même les bains, et nous obtenons un résultat positif, la température ne dépasse plus 39°, le matin, lorsque la veille elle était de 40°. Après notre départ, on donne quatre bains par jour pendant six jours. La température reste stationnaire à 39°5.

Nous comprenons alors que notre obstination est vaine et nous donnons au malade de la quinine, d'ailleurs sans aucun résultat, puisque cinq jours après il meurt.

Nous avons tenu à reproduire au bas de cette observation la note que nous y inscrivîmes à cette époque, dans laquelle déjà nous nous promettions de ne plus donner de bains dans les localités où nous ne pouvions surveiller le malade.

Les deux observations qui suivent relatent des cas analogues fatalement terminés.

Voilà donc le fait brutal : les malades mis au bain sans surveillance active n'en retirent aucun bénéfice ; au contraire, l'efficacité du bain surveillé est réelle et salutaire pour le cours de la maladie.

On pourra se demander alors pourquoi nous n'appliquons pas toujours ce traitement et la raison pour laquelle les cas relatés dans notre thèse n'y ont pas été soumis.

A cela nous répondrons par deux raisons :

La première c'est que les cas légers et moyens, ceux où l'hyperthermie n'est pas le symptôme dominant, ne réclament pas l'eau froide.

La seconde découle de ce que nous venons de dire assez longuement ci-dessus, c'est que, sans surveillance, il est inutile, dangereux même, de prescrire le bain.

Il nous est arrivé dans ces cas, et les dernières observations ci-dessus en sont une preuve, d'essayer des traitements précédents, dont l'inefficacité a été de suite prouvée, par l'état toujours grave du malade. Nous nous sommes résolu à contre cœur alors à les mettre aux bains, mais le résultat de ces bains non surveillés, que nous prévoyions peu efficaces par expérience, a été négatif en général et ne nous a pas étonné.

Nous concluons donc de ces observations que le bain, tout en étant le meilleur traitement à appliquer aux formes moyennes et graves de la fièvre typhoïde, demande pour donner des résultats une surveillance absolue.

A la campagne on ne pourra donc les employer que pour des malades très rapprochés et sous les yeux du médecin.

CONCLUSIONS

I. — La fièvre typhoïde est causée à la campagne par le manquement aux règles élémentaires de l'hygiène, surtout par l'ingestion d'eau contaminée. Le médecin devra, dans la mesure de ses moyens, agir pour faire exécuter les prescriptions vulgaires de l'hygiène.

II. — Chez les typhoïsants à ce point de vue les selles seront désinfectées au sulfate de cuivre ou à son défaut au sulfate de fer.

III. — Quant au traitement à la campagne, il offre les points saillants suivants :

1º L'hygiène corporelle et alimentaire est facile à pratiquer ;

2º L'antithermique par excellence est représenté par les bains, mais ces bains ne s'appliqueront que dans les cas où le médecin pourra surveiller son malade ; ils sont funestes sans surveillance. Dans quelques cas on pourra appliquer les lotions, après s'être assuré que le malade pourra être mis au sec de suite après.

IV. — Lorsqu'on ne pourra pas appliquer les bains pour la raison ci-dessus citée, on fera usage, soit de la quinine (oscillations de 1 degré dans la courbe) soit de l'antipyrine, toutes deux à la dose de 1 gramme.

On pourra associer ces deux médicaments.

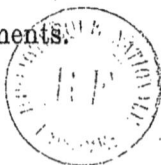

TABLE DES MATIÈRES

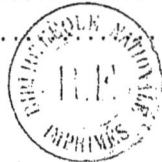

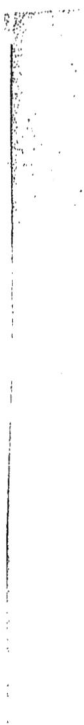

www.ingramcontent.com/pod-product-compliance
Lightning Source LLC
Chambersburg PA
CBHW050621210326
41521CB00008B/1341